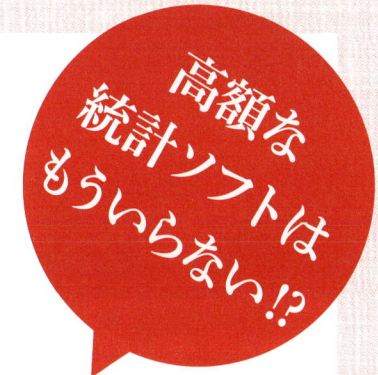

高額な統計ソフトはもういらない!?

フリーソフトRを使ったらくらく医療統計解析入門

すぐに使える事例データと実用Rスクリプト付き

著 | 大櫛陽一（大櫛医学情報研究所所長／東海大学名誉教授）

中山書店

本書をお読みいただく際にご留意いただきたい点
- 本書は，2016年2月時点での情報に基づいています．本書の刊行後にRの操作方法，インターフェース，名称などが変更になることがあります．
- 本書で記載した操作方法，パソコンの画面は，お使いになるパソコンのOS，バージョンなどにより異なることがあります．

本書に記載された製品・サービス等について
- 本書で紹介したフリーソフトR等に関しては，著者および株式会社中山書店は一切のサポートを行っておりません．本書に記載している内容とかかわりのないご質問・お問い合わせにはお答えできませんので，あらかじめご了承ください．

商標について
- Windows, Microsoft EXCELは米国Microsoft社の商標または登録商標です．
- Apple，Macintoshは，米国Apple社の商標または登録商標です．
- その他，本文中に掲載されている会社名，製品名などは各社の商標または登録商標です．

はじめに —フリーソフトRの薦めと本書の特徴—

　医学をはじめ，経済学，教育学，心理学などは人間を対象とした科学・学問です．人は複雑な生き物で，同じウイルスに感染しても発病する人もいれば，発病しない人もいます．病気の治療でも，ある薬剤で大きな効果のある人もいれば，効果のない人もいます．ある人の発症する可能性や，特定の人に対する薬剤の効果を予測することは簡単ではありません．また，がんや糖尿病などの生活習慣病には，原因物質への暴露状態，栄養状態，運動習慣，遺伝的要因など多くの因子が関係しています．これらの因子のうち何が重要かを特定するには，膨大な症例の蓄積が必要で，ひとりの医師の臨床経験だけでは不十分です．

　統計学を使うと，上にあげた医療上の諸問題に対しての解答（エビデンス）を得ることができます．個人ごとの疾病の発症率の予測や，特定の薬剤の治療率や副作用の発生率を予測することも可能です．統計学では，過去のデータを集めて解析しますが，その結果は目の前の健康診断の受診者や患者の近未来の生活の質を最大にするために使われるのです．

　統計処理には難しい計算が必要なので，苦手だと思う学生や医療関係者が多いでしょう．しかし，最近は質の良い統計ソフトウェアが開発されていますので，計算はコンピュータに任せればいいのです．皆さんは，統計的な判断のやり方を理解して，データの収集と統計手法の選択をするだけでいいのです．この本でも，Rと名付けられたソフトウェアを使って医学統計の実習ができるようになっています．

　統計ソフトウェアには，有名なSASやSPSSなどの市販されているものもありますが，医学論文に使われているオプションを含むと50万円前後となり，学生個人や統計処理がときどき必要となるだけの医師にとってはあまりにも高価な商品となっています．Rはフリーソフトで，インターネットのWebサイトから無料でダウンロードでき，自由に使うことができます．Rの解説書は無料で提供されていますし，日本語の解説書もインターネット上に多くの研究者から提供されています．また，医学論文で使われる最新の統計処理も網羅されています．世界中の統計専門家が協力して開発し，利用者数も多いので，信頼性は市販ソフトウェアと同等です．Rを使って解析された医学論文は増えており，2015年の英語論文は307件ありました（PubMedで"R package"で検索）．市販ソフトウェアでは毎年のアップデートのたびに購入価格の半額程度も必要になりますから，これもかなりの経済的負担です．Rは随時アップデートされており，更新もフリーなので最新の統計ソフトウェアを使えます．

　本書は2007年に刊行した「看護・福祉・医学統計学—SPSS入門から研究まで」（福村出版）の姉妹版です．Rの出力結果はSPSSと全く同じであることを確認しています．

　Rで問題となるのはその操作性です．利用者としては，統計学やコンピュータの熟練者が想定されているために，簡単とはいえキーボードからスクリプトという文字列を入力して動かさなければなりません．しかも英語なので，統計やコンピュータが得意でない人では難解

かも知れません．また，利用説明書が公開されてはいますが，ものすごく多くの統計手法が掲載されており，膨大なので見るべきページを探すこと自体が簡単ではありません．さらに，統計学やコンピュータの用語で書かれていますから，やはり難解です．

　本書では，医学領域で使われるほぼすべての統計手法を，簡単なものから最新の多変量解析や多重比較までを分類整理して，わかりやすく説明しています．数式は，結果を理解するために必要なものだけの最小限にとどめてあります．難解な統計処理は，PC画面の画像を掲載して，Rでの操作手順を丁寧に示しました．

　本書の最も大きな特徴は，実際のデータに基づいて実習しながら理解できるようにしたことです．本書には豊富な事例を掲載しています．これらのデータは，ほとんどが実際の研究に使われたもので，統計処理の具体的な理解や，統計処理用データのつくり方に役立つと思われます．本書にある【例】では，詳細な処理手順と結果を示しており，各自のデータをつくるときに参考になり，教師が授業で説明するときの事例になります．【問】は，巻末に略解を掲示しており，読者の復習や学習達成度の確認や，教師が学生に対する課題として使うこともできます．付録の「Rスクリプト一覧」や「統計処理のガイダンス」も役立つはずです．

　実習で必要となるR，事例データ，Rスクリプトは，中山書店のサイトからダウンロードできます．なお，ダウンロード方法については序章をご参照ください．

　ダウンロードしたRスクリプトを使えば，ほとんどマウス操作だけで実習ができます．また，皆さんが収集したデータの統計処理を行いたい場合は，スクリプトに含まれるデータファイル名と変数名を置き換えれば，後はマウス操作で統計処理を行うことができます．スクリプトに慣れてくれば，本書の範囲を超えてRの大きな世界にチャレンジすることも夢ではありません．

2016年1月

東海大学名誉教授

大櫛　陽一

フリーソフトRを使ったらくらく医療統計解析入門
―すぐに使える事例データと実用Rスクリプト付き

CONTENTS

はじめに ……………………………………………………………………………………… iii

序章 統計ソフトRのインストールと使い方

A Rの特徴と動作環境 …………………………………………………………………… 1
B Rのインストール ……………………………………………………………………… 1
1. Rスクリプト・R_dataのダウンロード　1
2. Rのインストール　2

C Rの使い方 ……………………………………………………………………………… 6
1. Rを走らせる　6
2. 実習用スクリプトの読み込み　7
3. ディレクトリ（フォルダ）の固定方法　8
4. 実習用スクリプトを使ってみる　9
5. スクリプトの修正と保存　11
6. 終了手順と再開手順　11

第1章 統計の基礎

A Rによる統計処理の基礎的知識 ……………………………………………………… 12
1. 「EXCEL」でデータを作成する　12
    - **例1.1** データの読み込みと確認 ……………………………………………… 12
2. Rでデータセットの読み込み　13
    1) テキストデータの読み込み　13
    2) EXCELファイルの読み込み　13
3. Rでデータセットの確認　14
4. Rのデータセットの構造　14
5. 変数名の明示化（データセットの1行目を変数名に使える）　14
6. ケース（行）の抽出　14
7. 一部の変数のみを抽出したデータセットを作成　15
8. 変数の抽出　15
9. 変数の追加　15
10. Rでの注意点　16
11. Rの式と関数　16

12. 統計関数　16
13. Rのデータタイプ（型）　17

B 記述統計 …… 17

1. データの種類　17
    1) データ　17
        ①スケール（間隔・比率尺度）に基づくもの　17／②順序尺度（順位尺度）に基づくもの　17
        ③名義尺度（名目尺度）に基づくもの　18／④2値データ　18
    - 問 1.1　次のデータはどの尺度か？ …… 18
    2) 基本統計量　18
        ①代表値（中心傾向の測度）　18／②ばらつきを表す値（ばらつきを表す測度）　19
    - コラム　数式が苦手な人のために …… 20
    - 例 1.2　代表値の計算 …… 21
    - 例 1.3　ばらつきの計算 …… 21
    - 例 1.4　基本統計量の計算 …… 22
    - 問 1.2　…… 23
    3) 分布型の話　23
    - 問 1.3　…… 23
    4) 正規分布　23
    - 例 1.5　偏差値の使い方 …… 24
    - 問 1.4　…… 24
    - 例 1.6　中性脂肪に対する正規性の検定（Shapiro-Wilk 検定） …… 25
    - 例 1.7　中性脂肪の対数変換とその正規性の検定 …… 25
    5) 不偏推定量　26
    - 問 1.5　…… 26
    6) 平均値の標準偏差が標準誤差となる理由　26
    7) グラフ表示　27
    - 例 1.8　ヒストグラムと箱ひげ図 …… 27

C データの収集 …… 29

1. 対照群の必要性　29
2. 無作為抽出または無作為割り当てとマッチング　30
    ①無作為抽出　30／②無作為割り当て　30／③マッチング　30
    - 問 1.6　…… 30
    - 問 1.7　…… 30
3. 無記名アンケートと二重盲検法　31
4. 層別化　31
    - 例 1.9　層別化を必要とする例 …… 31

| D | 統計的判断とは | 32 |

1. 仮説検定　32
2. 両側検定と片側検定　33
3. 仮説検定の立て方と検定用統計量　34
4. 統計処理についての手順と注意　34

　　①研究計画とデータの収集　34／②統計前処理　35／③統計ソフトの選択　35

　　④統計手法の選択　35／⑤比較の方法　35

第2章　2群の比較

A　母集団と標本との比較 ……………………………………………………………36

1. 母平均と標本平均の比較（スケールの場合）　36
   1) 正規分布するデータで母SDが既知の場合：Z検定　37
   2) 正規分布するデータで母SDが未知の場合：t検定　37

   例2.1　母平均と標本平均の比較（1標本t検定）……………………………38

   問2.1　全国平均との比較（1標本のt検定）………………………………39

2. 母比率と標本比率の比較（1標本カイ2乗検定）　39
   1) カイ2乗検定（1標本カイ2乗検定）　39

   例2.2　母比率と標本比率の比較（1標本カイ2乗検定）……………………39

   問2.2　全国比率との比較（1標本のカイ2乗検定）………………………40

B　対応のある2群の比較 ……………………………………………………………40

1. 正規分布をしている場合：対応のあるt検定　41

   例2.3　2群の比較：正規分布をしている場合：対応のあるt検定 ………42

   問2.3　肥満対策の評価（対応のあるt検定）………………………………43

2. 符号付き順位和検定（WilcoxonのT検定）　43

   例2.4　符号付き順位和検定（WilcoxonのT検定）………………………44

3. 符号検定（S検定：sign test）　45

   例2.5　符号検定（S検定：sign test）………………………………………46

C　独立した標本の比較 ………………………………………………………………48

1. 母SDが既知で等しい場合：Z検定－1　49
2. 母SDは既知であるが等しくない場合：Z検定－2　49
3. 等分散性の検定（F検定）　49
   1) 母分散は未知でF検定で分散が等しいと判断された場合（Studentのt検定）　50
   2) 母分散は未知でF検定で分散が等しくないと判断された場合
      （Welchのt検定）　50

   例2.6　F検定の結果によるt検定……………………………………………51

   問2.4　身長の男女比較（対応のないt検定）………………………………52

4. データが正規分布していない場合の独立した標本の比較：平均ランク検定
  （Mann-Whitney の U 検定） 52
  - 例 2.7　Mann-Whitney の U 検定 ……………………………………………… 53
  - 問 2.5　研修受講率に対する管理職の影響（Mann-Whitney の U 検定）……… 55

第3章　関係を調べる

A　2変量の統計 …………………………………………………………………………… 56
1. 基本統計量　56
   1) 平方和と積和　56
   2) 修正ずみ平方和と積和　56
   3) 分散と共分散　56
   4) 不偏分散と不偏共分散　57

B　順序およびスケール尺度データの統計図表と相関係数および回帰式 ……………… 57
1. クロス集計表と箱ひげ図　57
   - 例 3.1　関係を示す統計図表 ………………………………………………………… 57
2. 散布図と Pearson の相関係数　58
   - 例 3.2　散布図と相関係数および回帰式 …………………………………………… 59
   - 問 3.1　身長と体重の関係（散布図，相関係数）………………………………… 61
3. Spearman の相関係数（順位相関係数）　61
   - 例 3.3　肥満度と循環器判定（クロス集計表と Spearman の相関係数）……… 62
   - 問 3.2　理解能力と表現能力の関係（クロス集計表，順位相関係数）………… 63

C　名義尺度データの統計表と検定 …………………………………………………… 63
1. 対応のない2群の比率を比較する　63
   - 例 3.4　避妊教育の性差（2×2表）………………………………………………… 65
   - 例 3.5　肥満と循環器判定の関連性（大きな表）………………………………… 66
2. 母比率との比較　68
   - 例 3.6　性行動比率の過去との比較（母比率との比較）………………………… 69
   - コラム　診断精度関係用語 ………………………………………………………… 70
3. 対応のある2群の比率を比較する　70
   - 例 3.7　授業の効果（対応のある2群の比率を比較）…………………………… 71
   - 問 3.3　授業の効果（マクネマーのカイ2乗検定）……………………………… 72

D　ROC 曲線 …………………………………………………………………………… 72
  - 例 3.8　便潜血検査の有効性（ROC 曲線）………………………………………… 74
  - 問 3.4　体調，腫瘍マーカ，便潜血について大腸がんの診断への有効性
    （ROC 曲線）………………………………………………………………………… 76

|コラム| パッケージのインストール方法 ……………………………………………… 77

第4章 生存率と危険度

A 生存率 …………………………………………………………………………… 79
1. 生存率の計算方法：Kaplan-Meier 法　79
2. 生存率曲線の検定　80
   - |例 4.1| 抗がん剤の副作用抑制（生存率曲線と検定） ………………………… 81
   - |問 4.1| 心臓移植と生存率（生存率曲線と検定） …………………………… 83

B 危険度 …………………………………………………………………………… 83
1. 前向き研究：コホート調査　83
   - |例 4.2| 喫煙と肺がん（相対リスク） ………………………………………… 84
   - |問 4.2| 喫煙と肺疾患のコホート研究（相対リスク） ……………………… 85
2. 後ろ向き研究：ケース・コントロール研究　85
   - |例 4.3| 大腸がんと母親のがん既往歴（オッズ比） ………………………… 86

第5章 多変量解析

A 多変量解析とは ………………………………………………………………… 88
1. 多変量データと多変量解析　88
2. 多変量解析の分類　88

B 重回帰分析 ……………………………………………………………………… 89
1. 重回帰モデル　89
2. 検　　定　90
   - |例 5.1| 生物学的年齢予測式（重回帰分析） ………………………………… 91

C 多重ロジスティック回帰分析 ………………………………………………… 92
1. 重回帰分析との違い　92
2. 多重ロジスティック関数　93
3. 順序データと名義データの 2 値化　94
   1) 順序データの 2 値化　94
      ①ダミー変数を使う方法　94 ／②科学的根拠や経験により前半と後半に分ける方法　94
      ③中央値により前半と後半に分ける方法　94
   2) 名義データの 2 値化　94
4. 多重ロジスティック回帰　95
   - |例 5.2| 大腸がんのリスク因子（多重ロジスティック回帰） ……………… 95

D Cox 比例ハザード解析 ………………………………………………………… 98
   - |例 5.3| ライフスタイルと糖尿病発症（Cox 比例ハザード回帰） ………… 99

E 判別分析 ··· 102
1. マハラノビスの距離　102
2. 線形判別式　103
   - 例5.4　複数の検査結果からの疾病の診断（線形判別関数）·· 103

F 主成分分析 ··· 106
1. 主成分とは　107
2. 主成分分析の実際　107
   - 例5.5　患者が病院を選ぶ因子（主成分分析）·· 107

G 因子分析 ··· 110
1. 因子負荷量　110
2. 共通性の推定　110
3. 因子数の決定　111
4. 因子軸の回転　111
5. 因子分析の実際　111
   - 例5.6　患者が病院を選ぶ因子（因子分析）··· 111

第6章　多群の比較

A 同時推測 ··· 114
1. 対照群との比較とすべての対の比較　114
2. 対応のある多群の比較と対応のない多群の比較　115
3. なぜ個別の2群の比較の単純な繰り返しではいけないのか？　115

B 独立した多群の比較 ·· 116
1. 一元配置分散分析　117
   - 例6.1　赤血球数の年齢間比較（一元配置分散分析）··· 119
2. 二元配置分散分析　121
   - 例6.2　年代およびストレスレベルの違いによる女性の赤血球数の比較
     （二元配置分散分析）··· 122
3. Kruskal-Wallis 検定　126
   - 例6.3　6つの地域間での女性の赤血球数の同時比較（Kruskal-Wallis 検定）········· 127
4. Mann-Whitney の U 検定　127

C 対応のある標本の比較 ··· 128
1. 反復測定の分散分析　128
   - 例6.4　3つの年度間での20歳代女性の赤血球数の対応のある比較
     （反復測定の分散分析）··· 129
2. Friedman 検定　132

例6.5　40 歳代女性の 3 つの年度間での BMI の対応のある比較
　　　　　　（反復測定の Friedman 検定）……………………………………… 133
　3. Wilcoxon の T 検定　134
　　　例6.6　ポストホック検定（Wilcoxon の T 検定と Bonferroni の補正）…… 134
　4. Cochran の Q 検定　135
　　　例6.7　20 歳代男性の健診総合判定変化の同時比較（Cochran の Q 検定）…… 136
　5. McNemar のカイ 2 乗検定　137
　　　例6.8　ポストホック検定（McNemar のカイ 2 乗検定と Bonferroni の補正）…… 137

第7章　研究計画法

A　研究の目的について ……………………………………………………………… 139
B　研究方法について ………………………………………………………………… 140
　1. ケース・シリーズ研究　141
　2. 断面調査研究　141
　3. ケース・コントロール研究　141
　4. コホート研究　142
　5. 自己コントロール試験研究　143
　6. 無作為化試験研究　143
　　　1）無作為抽出　143
　　　2）無作為割り当て　143
　7. クロスオーバー試験研究　143
C　研究計画の不備で起こる諸問題 ……………………………………………… 144
　1. 脱落によるバイアス　144
　2. 頻度によるバイアス　144
　3. 参加意識差によるバイアス　145
　4. 所属グループによるバイアス　145
　5. 割り当てによるバイアス　145
D　統計的判断に必要なデータ数について ……………………………………… 146
　1. プリテスト　146
　2. 計算による必要データ数の推計　147
　3. 統計パッケージを使ったシミュレーションによる必要データ数の推計　147
　4. 標本数の推計支援プログラム　147
E　論文の書き方について …………………………………………………………… 148

付録

1	統計処理のガイダンス	149
2	正規分布の例	154
3	算数的判断と統計学的判断	155

 (1) コインを 4 回トスする実験　　155

 (2) 箱からボールを 20 回取り出す実験　　156

 (3) サイコロを 12 回撮る実験　　157

| 4 | 退院患者と入院患者の疾患統計の違い | 159 |

略　　解　　161

本書で取りあげた R スクリプト一覧　　172

索　　引　　174

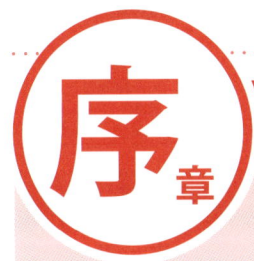

統計ソフトRの
インストールと使い方

A Rの特徴と動作環境

Rは統計用ソフトウェアであるが，その内容は公開されており，無料で利用できる（フリーソフトウェア）．1996年から開発が始まり，現在では安定した状態にあるが，今もウィーンに本部をおく「R Foundation for Statistical Computing」に協力する専門家により常に進化を続けている．詳しくはhttps://www.r-project.org/を参照いただきたい．

Rには医療で用いられるほとんどすべての統計手法が盛り込まれている．基本統計量の計算，統計図表の表示，2群の比較から多群の比較，2変量の関連性から多変量解析，診断基準を決定するROC解析，生存率解析，リスク解析などについて，データが正規分布する場合のパラメトリック解析と，正規分布しないデータに対するノンパラメトリック解析も含まれている．また，経済学や教育心理学などの人を対象とする研究に使われる統計手法も網羅されている．

Rが動作するパソコンは，Windows（32/64 bit）XP/Vista/7/8/8.1/10であるが，Mac OS XとLINUXもサポートされている．

B Rのインストール

1. Rスクリプト・R_dataのダウンロード

中山書店のサイトにWindows版のRプログラムと本書で使用するRのスクリプトデータ，例題で使用するデータを準備してある．下記の要領でサイトにアクセスし，あらかじめダウンロードしていただきたい．

URL	http://www.nakayamashoten.jp/r/
ID	Rscript-user
Password	6PN#eb4i

アクセスすると次のようなサイトがあらわれるので，左のプログラム（Windows 版のみ）と本書で必要な事例データと R スクリプトとダウンロードしてほしい．それぞれのアイコンをクリックするとダウンロードが始まる[★1]．ダウンロードは好みのディレクトリ（フォルダ）に保存する．

[★1]「この事例データおよび R スクリプトは，本書のご購入者のみご利用いただけるものです．コピーなどによって第三者に配布することを禁じます」という注意事項がでるので，同意してダウンロードする．

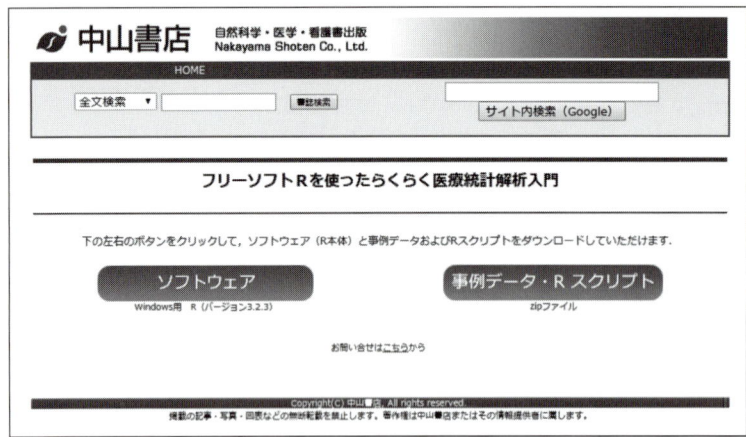

「ソフトウェア」をクリックすると，「R-3.2.3-win.exe」がダウンロードされる．「事例データ・R スクリプト」をクリックすると，「R_data.zip」がダウンロードされる．「R_data.zip」は，ダウンロード後にファイルを解凍しておく[★2]．

「R_data.zip」を解凍すると，3 つの実習用スクリプト（script_ex.R，anovakun_472.txt，相対リスク.xlsx），多くの事例データ（xxx.txt）とその説明（xxx_説明.xlsx）に復元される．

最新の R は次のサイトからダウンロードできる．

http://cran.r-project.org/

このサイトでは，R の説明書や Linux 版，Mac 版も提供されている[★3]．

[★2] Windows 7 以降では，zip ファイルはそのまま見ることができる．デフォルトであれば，ファイルを右クリックして「すべて展開」する．圧縮・解凍ソフトを使用している場合は，そのソフトに従う．

[★3] ダウンロードサイトには Windows 用のインストーラのみ入れてあるので，Macintosh や Linux をご使用の方は左記サイトより OS に合ったものをダウンロードいただきたい．サンプルデータやスクリプトは，すべてで使用可能である．

2. R のインストール

ここでは，Windows 版のインストール方法を説明する[★4]．
① ダウンロードした「R-3.2.3-win.exe」をダブルクリックする．
②「ユーザー アカウント制御」画面が現れて，「次の不明な発行元からの…」と注意が表示されるが， はい(Y) をクリックする．

[★4] Mac や Linux のインストール方法は R のウェブサイトや解説サイトなどを参照いただきたい．

③言語の選択画面が現れる.

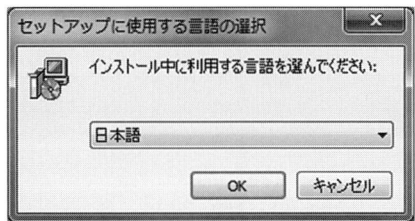

⃞OK⃞ をクリックする.

④セットアップ画面の開始が現れる.

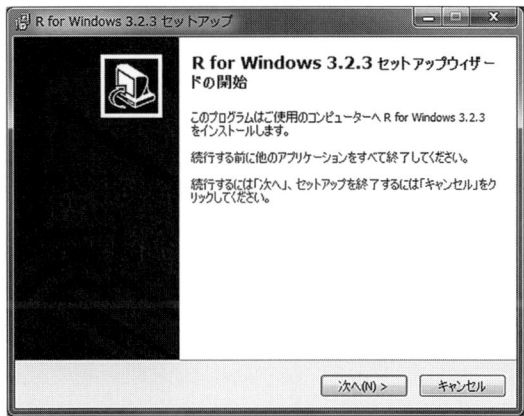

⃞次へ(N)＞⃞ をクリックする.

⑤セットアップの情報が表示される.

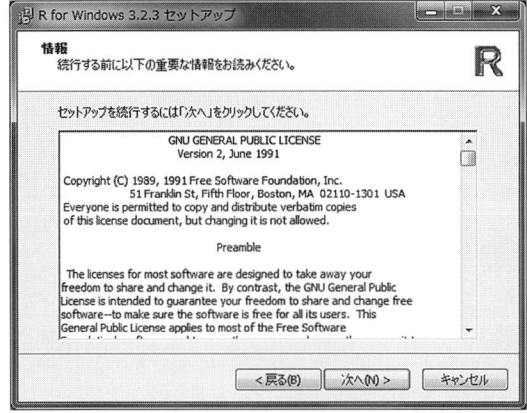

⃞次へ(N)＞⃞ をクリックする.

⑥インストール先の指定画面が現れる．

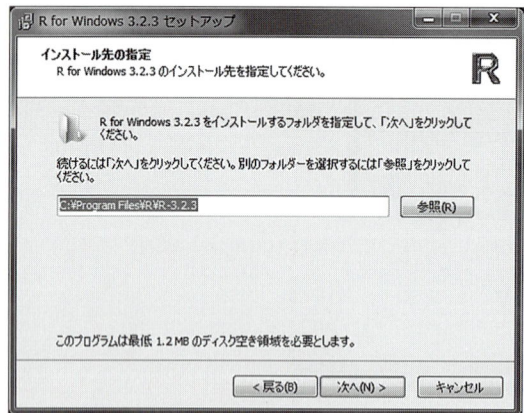

$\boxed{次へ(N)>}$ をクリックする★5．

⑦コンポーネントの選択画面が現れる．

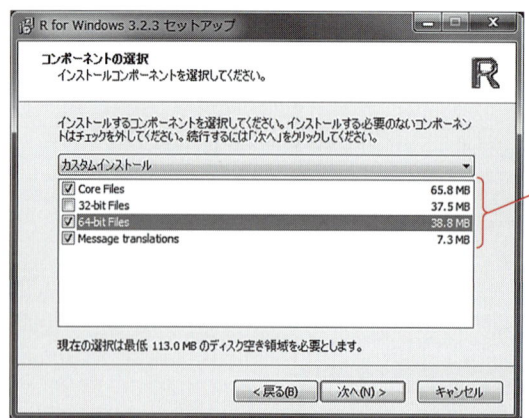

★5 もし，変更するなら $\boxed{参照(R)}$ ボタンをクリックしてインストール先を変更してもよい．

デフォルトでは32bit，64bit Filesの両方がチェックされているので，自分のPCに合わせてチェックを外す

メニューの日本語表示を希望するなら，「Message translations」の前にチェックを入れてから，$\boxed{次へ(N)>}$ をクリックする★6．

⑧起動時オプション画面が表示される．

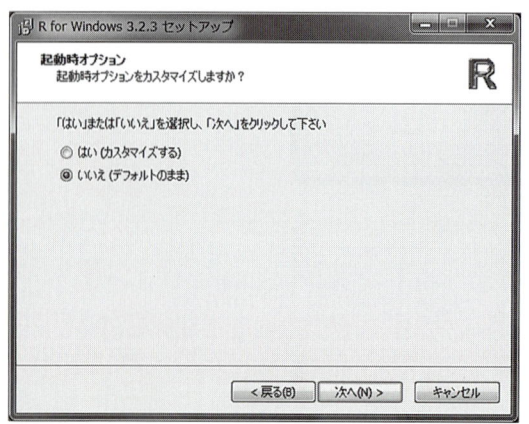

★6 「Message translations」にチェックを入れないと英語表記となり，あとで変更することはできない．

$\boxed{次へ(N)>}$ をクリックする．

⑨プログラムグループの指定画面が現れる．

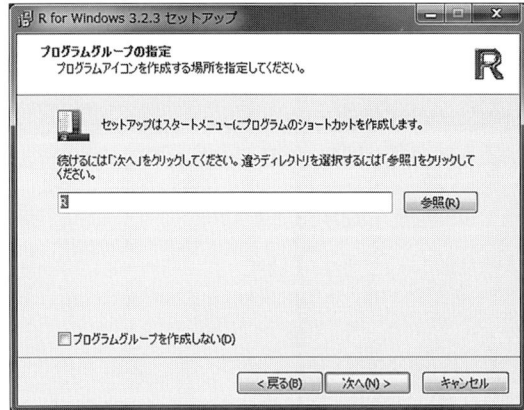

次へ(N)＞ をクリックする．

⑩追加タスクの選択画面が現れる．

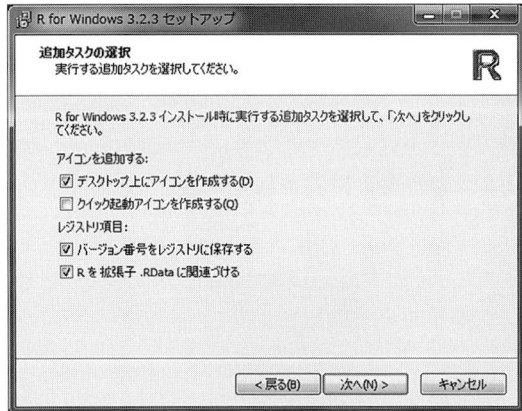

次へ(N)＞ をクリックする．

⑪インストール状況が表示される．

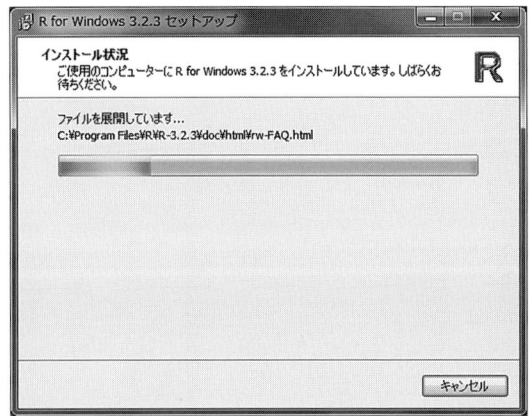

しばらく待つ．

⑫完了の表示がでる．

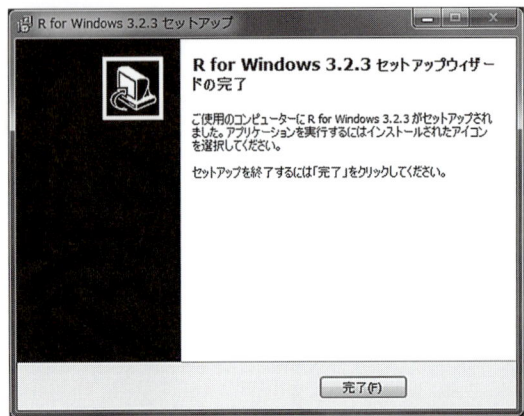

完了(E) をクリックする．これでインストール作業は完了である．

C Rの使い方

Rの使い方は，前述のダウンロードサイトの Documentation, Manuals にある「The R Reference Index」に書かれている．インターネット上には，部分的かつ非公式ではあるが，日本語の解説も提供されている．

1. Rを走らせる

①デスクトップにできたRのアイコンをダブルクリックする．

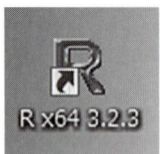

②次の RGui 画面の中に，R Console が表示される．

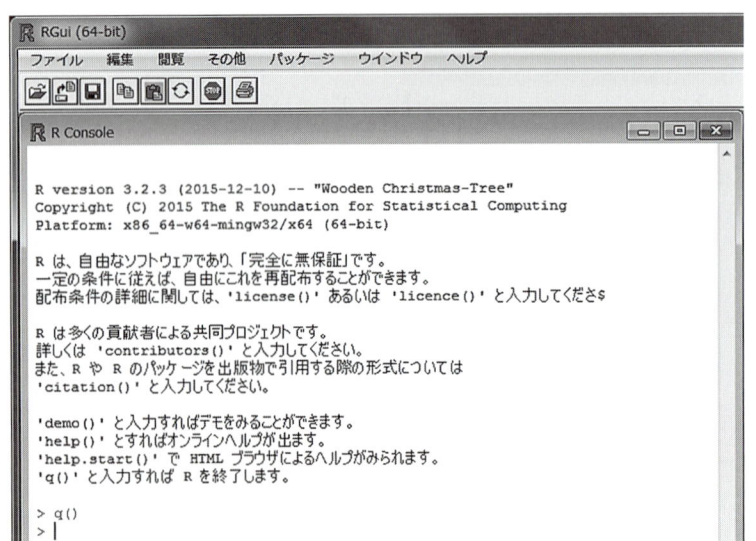

6 ■──序章 統計ソフトRのインストールと使い方

この画面で，一番下の > の後にスクリプト（Rに対する命令）を入力することによって，統計の計算をさせたり，グラフを描かせたりすることができる．

　しかし，毎回スクリプトを入力するのは手間であるし，スクリプトを覚えていなければ使えない，というデメリットがあり，Rのハードルが上がっている．ところが，次に紹介するRエディタにあらかじめスクリプトを準備し，Rエディタからスクリプトを実行させることによって，手軽に統計処理を行わせることができる．

　特に，本書では事例データとその実習用データすべてにスクリプトを提供しているので，マウス操作だけでRの処理を行うことができる．

2. 実習用スクリプトの読み込み

①RGui画面のメニューから<u>ファイル</u>→<u>ディレクトリの変更</u>を選択．
　中山書店のサイトからダウンロードしたファイルを解凍したディレクトリ（フォルダ）を指定する[★7]．
　（例）ここでは外付のハードディスクのEドライブの「統計学/R/R_data」というディレクトリ（フォルダ）を指定している．

★7　この作業を行わないと，ここ以降の処理ができないので必ずこの作業を行う．ディレクトリ（フォルダ）の変更はRの立ち上げのたびに必要となるが，次頁の方法でディレクトリ（フォルダ）を固定することができる．

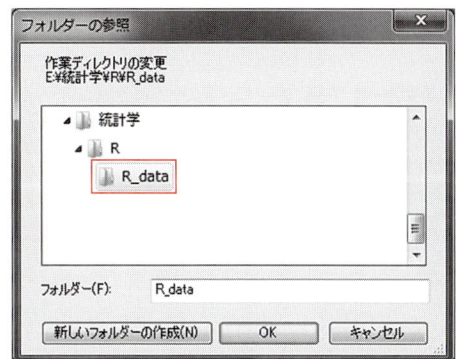

②RGui画面のメニューから，<u>ファイル</u>→<u>スクリプトを開く</u>を選択．

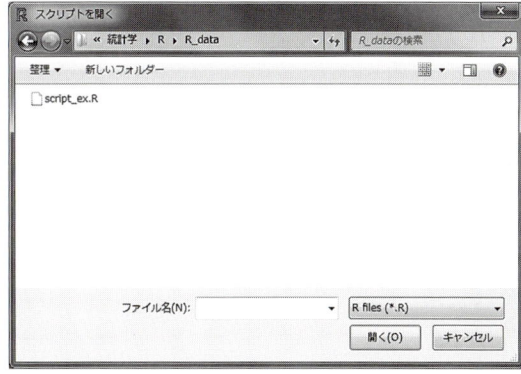

「script_ex.R」を選択して， 開く(O) をクリックする．

③Rエディタ画面が現れる．

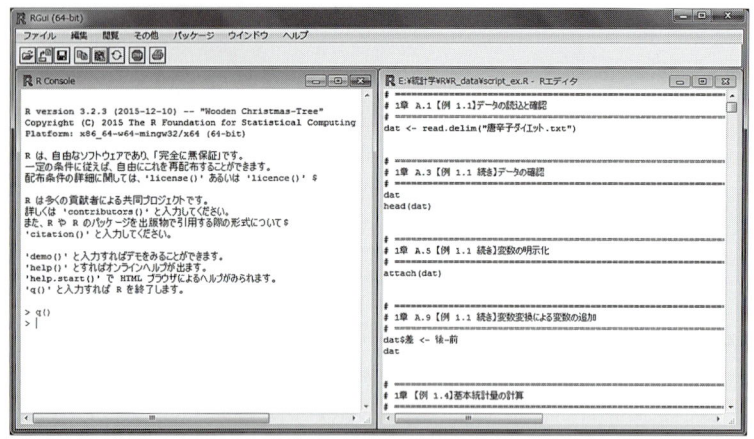

このように，R Console 画面の右に R エディタ画面を並べると使いやすい[★8]．

★8 メニューからウィンドウ→縦に並べて表示を選択すると簡単である．

3. ディレクトリ（フォルダ）の固定方法

あらかじめ準備したスクリプトやデータファイルなどを R で使用する際に，特定のフォルダ（ディレクトリ）を作成して，そのフォルダですべてのデータを管理したほうが使いやすい．R の作業ディレクトリは，デフォルトでは「マイドキュメント」となっているが，前述の「ディレクトリの変更」によって作業ディレクトリを変更することができる．しかし，R を起動し直すと戻ってしまうので，起動ごとに毎回「ディレクトリの変更」を行わなければならず，非常に面倒である．

それを回避する方法としては，デクストップにできた R のショートカットアイコンを利用する方法がある．ショートカットアイコンを右クリックして「プロパティ」を選択する．

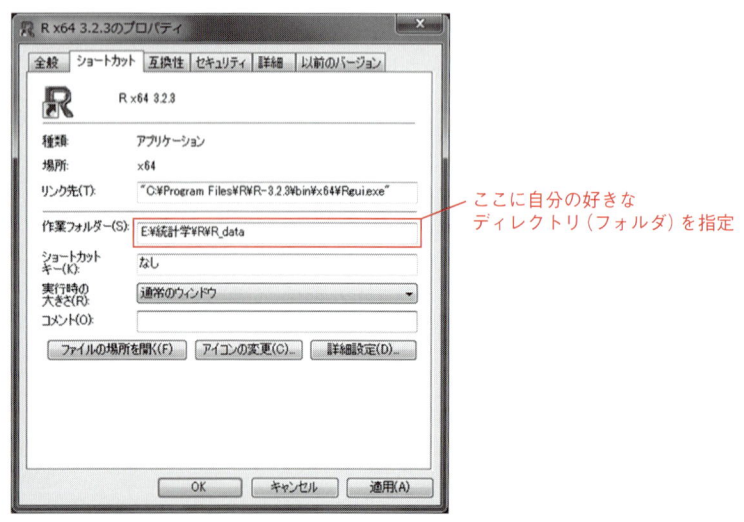

8 ■──序章 統計ソフト R のインストールと使い方

プロパティの「作業フォルダー」に自分の好きなディレクトリ（フォルダ）を登録するだけである．ここでは，外付けハードディスクEドライブの「¥統計学¥R¥R_data」を指定している．

このショートカットから起動すれば，作業ディレクトリ（フォルダ）は固定され，「ディレクトリの変更」は行わなくてもよい．

4. 実習用スクリプトを使ってみる

ファイル「script_ex.R」を開いたら，まず，実習用スクリプトに入っている「1章【例1.4】基本統計量の計算」を実行してみよう．

この例では，10人の総タンパク質（tp）の基本統計量を計算する．

①マウスでRエディタにあるスクリプトの「1章【例1.4】基本統計量の計算」の初めの文字をクリックしたままで終わりの文字まで移動（ドラッグ）すると，その範囲にあるスクリプトの文字色が反転（ハイライト）される．次に，「Ctrl」キーを押しながら「r」キーを押すと，スクリプトがR Consoleにコピーされた後に実行される[★9]．なお，#で始まる行は注釈行なので，選択してもしなくてもどちらでもよいが，ここでは選択した．

★9　ドラッグしたあとにメニューから編集→カーソル行または選択中のRコードを実行を選択するか，ドラッグしたあとに右クリックして，現われたメニューから「カーソル行または選択中のRコードを実行」を選択してもよい．

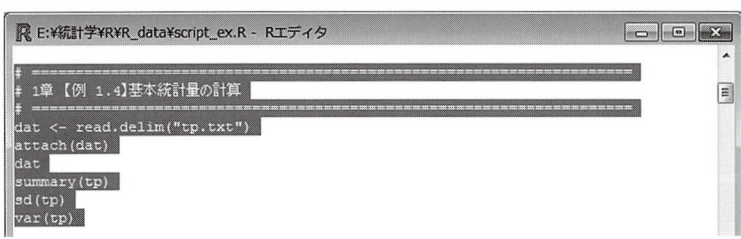

②次の処理結果がR Consoleに出力される．

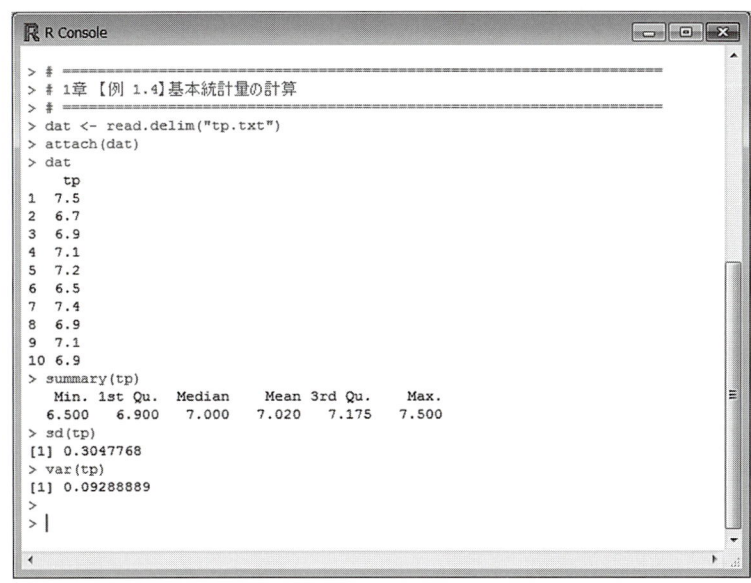

> dat の後の出力は 10 人のデータである．
> summary(tp) の後に，「最小値（Min.）」と「最大値（Max.）」，「平均値（Mean）」，「4 分位値（1st Qu., Median, 3rd Qu.）」が出力されている．
> sd(tp) の後に「標準偏差」が出力されている．
> var(tp) の後に「分散」が出力されている．

③次に，統計図を描いてみよう．実習用スクリプトに入っている「1章【例 1.8】ヒストグラムと箱ひげ図」を使う．①と同様に先頭の文字からドラッグして「hist(kyoreki,breaks=8)」までを選択し「Ctrl」キーを押しながら「r」キーを押す．

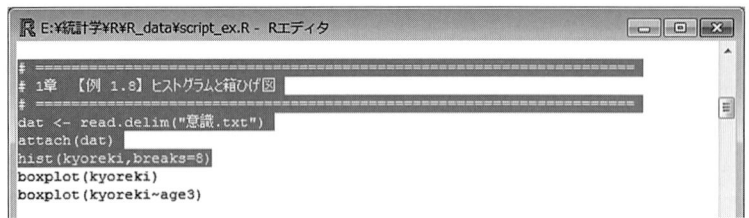

この例では，社会福祉に対する意識の調査結果が登録されている．住民プロフィールとして居住年数（kyoreki）データが含まれている．これを 8 等分して，各階級の人数をヒストグラムにする．

新しい画面が現れてヒストグラムが表示される．居住年数が長くなるにつれて，人数が減少していることがわかる．

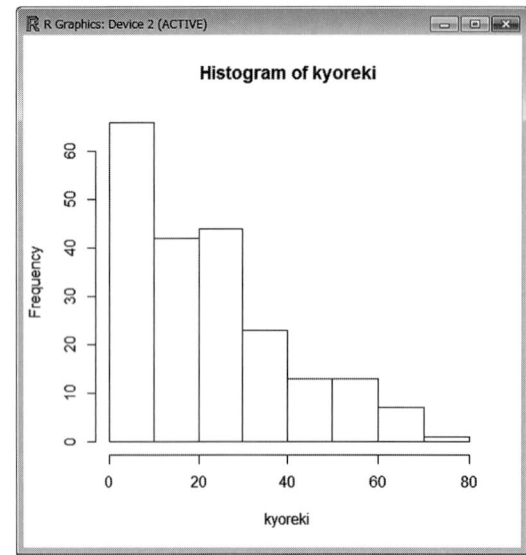

5. スクリプトの修正と保存

- Rエディタの中で，スクリプトのコピー（ctrl＋c），貼り付け（ctrl＋v）もできるので，コマンドの修正や改良に便利である．
- 読者がつくったデータを使って統計処理するときには，read.delim（ ）内のファイル名と，処理スクリプトに含まれた変数名を書き換えて実行すればよい．
- 実習用スクリプトを変更した場合は，保存することができる．Rエディタ画面をマウスでクリックしてから，ファイル→別名で保存を選択する．たとえば，「my_script」のように実習用スクリプトと別の名前を付けて保存するとよい．

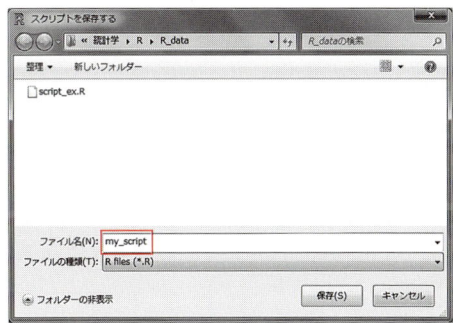

6. 終了手順と再開手順

　R Console 画面をマウスでクリックしてから，ファイル→終了を選択する．「作業スペースを保存しますか？」と聞かれるが，いいえ(N)をクリックして問題ない．

　次回，続きをやりたいときには，Rを立ち上げてから，ディレクトリ（フォルダ）の変更[10]後，実習用または自分で修正したスクリプトを読み込めばよい．

★10 ディレクトリ（フォルダ）の固定をしていれば変更しなくてもよい．

第1章 統計の基礎

A Rによる統計処理の基礎的知識

1.「EXCEL」でデータを作成する

データはMicrosoft Excel® を使って入力するのが最も簡単な方法である．

- 1行目には変数名を入力して，データは2行目から入れる．
- 1人分のデータは必ず横1行に入れる．複数回測定データや介入前後のデータも1行に並べて入れる．
- 欠損値は"NA"と入力するか，または無入力（null）とする．
- 「唐辛子ダイエット.xlsx」を参考にするとよい．
- テキストファイルとして出力しておく[★1]．
- TAB区切りテキストファイルが勧められている．

★1 RではEXCELのファイルを読み込むこともできるが，スクリプトが複雑になる．

例1.1 データの読み込みと確認

8人の学生に協力してもらい唐辛子ダイエット前後の体重を測定しました．

	A	B	C
1	前	後	
2	53.0	51.2	
3	50.2	48.7	
4	59.4	53.5	
5	61.9	56.1	
6	58.5	52.4	
7	56.4	52.9	
8	53.4	53.3	
9	52.0	54.5	
10			

ほとんどの対象者の体重は減少しているものの，増加した人もいます．また，減量した人でも6.1～0.1kgまでの幅があります．このとき，唐辛子ダイエットは効果があったといえるか統計学的に判定できます．

① EXCELを使って，上記のように入力します．
② ファイルの種類で「テキスト（タブ区切り）（*.txt）」を選択して，ファイル名（N）に「唐辛子ダイエット」と入力して保存します．いくつか注意が表示されますが，問題ないので，「OK」または「はい」を選択して保存します．

2. Rでデータセットの読み込み

1) テキストデータの読み込み

例1.1 で作成したファイルをRで利用する場合，まずデータを読み込ませる必要がある．読み込んだデータを「データセット」とよぶ．一度データを読み込ませれば，それ以降の操作は読み込んだデータセットに対して行われる．

- データを読み込ませるためには，R Console の > のあとに dat <- read.delim ("ファイル名")，または dat <-read.table ("ファイル名",sep="\t",header=TRUE) と入力する．
- 「<-」は，右の結果を左にセットすることを意味している．「=」でもよい．
- データセット名の dat は適当な名前で，d や data などでもよい．
- カンマ区切りデータ（CSVファイル）の場合は，sep=","を指定する．

```
> dat <- read.delim("唐辛子ダイエット.txt")
```

8人のダイエット前と後の体重が登録されている．

2) EXCELファイルの読み込み

- EXCELファイルを直接読み込むことも可能である．
  実習用に提供している事例データの説明用EXCELファイルの最初のシートにはデータが登録されている．これを読み込むためには次のスクリプトを使う．
- なお，初めて使うときは事前にパッケージ「readxl」をインストールしておく必要がある[2]．
- パッケージのインストール方法は，3章のコラム「パッケージのインストール方法」を参照いただきたい．
- パッケージ「readxl」をインストールしたら，

```
> library (readxl)
  > dat <- read_excel ("EXCELファイル名.xlsx")
```

と入力する．これでエクセルファイルが「dat」に読み込まれる．

- このスクリプトでは最初のシートにデータが入っていることを前提としているが，2番目以降のシートのデータを読み込みたい場合は，次のようにシート番号を引数に追加する．

```
> read_excel ("EXCELファイル名.xlsx", sheet=シート番号)
```

★2 EXCELを直接読み込むためのパッケージは，他にもいろいろあるので，インターネット等で調べてみるとよいだろう．

3. Rでデータセットの確認

- 全データセット表示はデータセットの読み込みで指定した「データセット名」，上では dat と指定した．最初の 6 行表示は「head（データセット名）」を使う．

```
> dat
    前    後
1 53.0 51.2
2 50.2 48.7
3 59.4 53.5
4 61.9 56.1
5 58.5 52.4
6 56.4 52.9
7 53.4 53.3
8 52.0 54.5
```

4. Rのデータセットの構造

データは数学の行列となっている．
1 行は 1 つのケースで，データセット名［行番号 ,］で指定できる．
1 列は 1 つの変数で，データセット名［, 列番号］で指定できる．

5. 変数名の明示化（データセットの 1 行目を変数名に使える）

　変数の指定は「データセット名 $ 変数名」としなければならないが，「attach」を実行しておくことにより変数名だけで指定できるようになる．

　たとえば，ダイエット前の体重の基本統計量を計算するスクリプトは「> summary(dat$前)」としなければならないが，attach を実行しておくことにより「> summary(前)」とデータセット名を省略できる．

attach（データセット名）

```
> attach(dat)
```

6. ケース（行）の抽出

　R では，男女が混ったデータセットでも，スクリプトによって男性だけを抽出して解析するなどのように，データの一部を対象として統計計算することができる．

- 新データセット名=subset（データセット名 , 抽出する条件式）
- たとえば，先程の「唐辛子ダイエット.txt」でダイエット「前」の体重が 60 kg 未満のケースのみを新しい dat1 とするには，「dat1=subset（dat，前＜60）」と書く．

- Rの演算式

数式	x<2	x≦2	x=2	x>2	x≧2	x≠2
Rでの書き方	x<2	x<=2	x==2	x>2	x>=2	x!=2

- Rの論理式

数式	2<x<3	x<2 または 3<x	x は 0, 1, 2 以外
Rでの書き方	(2<x)&(x<3)	(x<2)|(3<x)	(x!=0)&(x!=1)&(x!=2)

- 等号は「==」
- 変数 x が欠損値のケースを除くときは「x!="NA"」

7. 一部の変数のみを抽出したデータセットを作成

- データセットの中から一部の変数を抽出して，新しいデータセットをつくることができる．
- 新データセット名=データセット名［,c ("変数名1","変数名2","変数名3",…)］

8. 変数の抽出

- データセットの中から特定の変数を抽出して，新しい変数をつくることができる．
- たとえば，データセット「dat」の中からダイエット前のデータを抽出して新しい変数「before」とする場合，before=dat［,c ("前")］

★3 " ["の次に","があることに注意する

9. 変数の追加

- データセットの最後に新しい変数を追加できる．
- 例を示す．
  データセット「dat」の前後のデータの差を新しい変数として追加してみる．

```
> dat <- read.delim("唐辛子ダイエット.txt")
> attach(dat)
> dat
    前   後
1 53.0 51.2
2 50.2 48.7
```

```
> dat$差 <- 後-前
> dat
    前   後   差
1 53.0 51.2 -1.8
2 50.2 48.7 -1.5
```

10. Rでの注意点

　Rは多くの統計専門家の協力でつくられているため，ほぼすべての統計手法がそろっている．しかし，その開発では統一性がとれていないところもある．多くの統計手法では，欠損値が含まれていても自動的に除かれて正しく計算されるが，欠損値があると計算が行われない場合もある．また，分散分析でRの複雑な手順を助けてくれるスクリプト「anovakun」[4]の二元配置分散分析では，処理前にデータをソーティングしておく必要がある．

　以下の説明では，個々の統計処理結果を確認しながら，操作手順を組み立てている．

[4] ANOVA君については，第6章 多群の比較 B独立した多群の標本の比較 2. 二元配置分散分析を参照．

11. Rの式と関数

　Rで使用される演算と数学関数を以下にまとめた．

記号	意味
+	足し算
-	引き算
*	掛け算
/	割り算
^	累乗

記号	意味
sqrt(x)	ルートの計算
abs(x)	絶対値
round(x)	四捨五入
trunc(x)	整数部分を求める
exp(x)	2.71828…のx乗
log(x)	自然対数
log10(x)	常用対数（底が10の対数）
sin(x)	サイン
cos(x)	コサイン
tan(x)	タンジェント

12. 統計関数

　Rで使用される統計関数について以下にまとめた．

length(x)	sum(x)	mean(x)	median(x)	var(x)	sd(x)	cor(x)
要素数	総和	平均	中央値	不偏分散	標準偏差	相関係数

max(x)	min(x)	sort(x)	range(x)	summary(x)	IQR(x)	quantile(x)
最大値	最小値	昇順整列	範囲	要約統計量	4分位範囲	4分位点

13. Rのデータタイプ（型）

通常はデータタイプを考慮することはないが，統計手法によっては明示的に因子に変換する必要性もある．変数の型を確かめる関数は class（変数名）．

①数値型　　例：123.45
②文字列型　例："正常"
③因子（カテゴリ）型　整数値で入力し，「変数名=as.factor（変数名）」で因子型に変換する．
④論理値型　例：TRUE or FALSE または T or F

B　記述統計

1. データの種類

1) データ

はじめにデータについて説明する．統計学ではデータの種類は次の4種類に分けられている．

①スケール（間隔・比率尺度）に基づくもの

大きさと距離をもつデータである．間隔尺度は0点が意味をもたないもの，比率尺度は0点が明らかなものと定義されているが，統計手法上は区別する必要がない．

このデータは，身長や体重のように測定単位を細かくすることによって無限に詳細なデータを得ることができる「連続量」と，人数のように1人の次は2人といったかたちで連続してはデータを得ることができない「不連続量」とに大別される．データがどちらであるかにより補正が必要になることがある．

> 例　身長，体重，体温，pH値，人数，年齢
> 　　身長，体重，体温，pH値 ………………………………… 連続量
> 　　人数，年齢（歳）………………………………………… 不連続量

・スケール
　間隔尺度：interval scale
　比率尺度：rational scale

②順序尺度（順位尺度）に基づくもの

大きさのみをもつデータ．

> 例　尿の判定結果 ………………………………… －，±，＋，＋＋
> 　　好み ……………………… 嫌い，少し嫌い，普通，少し好き，好き

・順序尺度
　順位尺度：ordinal scale

③名義尺度（名目尺度）に基づくもの

区別のみ可能なデータであり，類別尺度ともいわれるもの．

> 例　職業分類………… 専門的職業，管理的職業，事務的職業，…
> 　　世帯類型………… 独り暮らし，夫婦のみ，夫婦と既婚子のみ，…

・名義尺度
　名目尺度：nominal scale

④2値データ

これは名義データの特別なかたちである．数学的には，スケール，順序尺度，名義尺度のすべての特徴を兼ね備えている．

> 例　性別（男性/女性），正常/異常，はい/いいえ，賛成/反対

・2値データ：binary data

　スケールに基づくデータは判定基準の設定により順序尺度に基づくデータまたは名義尺度に基づくデータとして扱うこともできる．また，順序尺度に基づくデータは名義尺度に基づくデータとして扱うこともできる．ただしその逆はできない．たとえば，肥満度を表すBMI（体重kgを身長mで2度除した値，正常平均値は22）は本来はスケール・データだが，17.6以下，17.7〜19.8，19.9〜24.1，24.2〜26.3，26.4以上の5段階に分けて，肥満度を−2，−1，0，+1，+2とすると順序尺度に基づくデータとなる．

　しかし，このような扱い方は，他のデータとの比較上仕方ない場合や，データ数が少なくてノンパラメトリック統計[★5]に頼らざるをえない場合などに限るほうがよい．なぜならば，順序尺度，名義尺度になるにしたがって，情報の一部が失われるため統計効率が下がり，本来「異なる」と判断が可能であるにもかかわらず，「異なるかどうかわからない」となってしまうことが多くなるからである．

★5　2章を参照

> **問 1.1**　次のデータはどの尺度か？
> 病名，1日に飲むアルコールの量，赤血球数，健康診断の判定（正常，要指導，要医療），腫瘍の種類（良性/悪性）

2) 基本統計量

　統計ではデータの集まり（群）を対象にしているが，各群の特徴を要約した値を基本統計量とよぶ．基本統計量には次のようなものがある．

①代表値（中心傾向の測度）

- **最頻値，並数（mode）**：最もデータ件数の多い値である．全尺度で使われる．
- **中央値（median）**：大きさの順番に並べたときのデータ数で中央のケースがもつ値である．順序尺度とスケールのときに使われる．

・最頻値

・中央値

18　■——第1章 統計の基礎

- **平均値（mean）**：全データを加えてデータ数で割った値である．スケールのときに使われる．

$$\bar{x} = (\Sigma x_i) \div n$$

②ばらつきを表す値（ばらつきを表す測度）

- **範囲（range）**：最も大きな値（最大値）から最も小さな値（最小値）を差し引いた値である．順序尺度と間隔尺度の場合に使われる．
- **4分位範囲（interquartile range）**：標本をデータの大きさの順番に並べて4等分したとき，境界となる3か所の値を小さいほうから下側4分位点（25％値），中央値（50％値），上側4分位点（75％値）という．順序尺度とスケールの場合に使われる．なお，下側4分位点から上側4分位点までを4分位範囲とよぶ．
- **分散（V：variance）**：データの平均値からの散らばりの程度を示す値であり，スケールの場合に使われる．

$$V = \Sigma(x_i - \bar{x})^2 \div n$$

- **標準偏差（SD：standard deviation）**：分散と同様にデータの平均値からの散らばりの程度を示す値である．分散ではデータと単位が異なるが，標準偏差ではデータと同じ単位となっている．

$$SD = \sqrt{V}$$

- **標準誤差（SE：standard error）**：SDがデータのばらつきを表すのに対して，これは平均値のばらつきを表す[★6]．

$$SE = SD \div \sqrt{n}$$

- **変動係数（CV：coefficient of variation）**：これはデータの単位に影響されないばらつきを表す．

$$CV = SD \div \bar{x} \times 100 (\%)$$

- 平均値：コラム「数式が苦手な人のために」(p.20)参照
- 範囲
- 4分位範囲
- 分散：コラム「数式が苦手な人のために」(p.20)参照
- 標準偏差：コラム「数式が苦手な人のために」(p.20)参照
- 標準誤差

★6 この解説は後の6）平均値の標準偏差が標準誤差となる理由（p.26）に示す．

- 変動係数

●数式が苦手な人のために●

平均値，分散，標準偏差とは

　数式は万国共通であり，方言がなくわかりやすい表現ではありますが，苦手な人には冷や汗が出るほど嫌な表現方法でもあります．この章は基礎ですから，先ほどの数式のうち，平均値，分散，標準偏差についてのみ，もう少し解説をしておきます．数式の意味がわかる方は続みとばしてください．

(1) 平均値：$\bar{x} = (\Sigma x_i) \div n$

　$\bar{x}$（エックス・バー）は平均値を，x_i は任意のデータを，n はデータ数を示します．Σ はギリシャ文字でローマ字のS（大文字）に対応しており，sum すなわち合計することを意味します．Σx_i は $\sum_{i=1}^{n} x_i$ を省略した表現であり，$x_1 + x_2 + x_3 + \cdots + x_n$ を意味しています．

　このように $\bar{x} = (\Sigma x_i) \div n$ は「x_1 から x_n までのすべてのデータを足して，データ数（n）で割った値」を示しています．

(2) 分散：$V = \Sigma(x_i - \bar{x})^2 \div n$

　分散とは，データの平均値からの散らばりの程度，すなわちデータが全体として平均値からどの程度離れたところまで散らばっているかを示す値です．まずは，各々のデータが平均値からどの程度離れたところにあるかを示す値を計算し，それらをすべて足してあげる（総和を求める）ことによって，ばらつきを測定しようと考えるわけです．「個々のデータから平均値を引いた値（$x_i - \bar{x}$）を計算し，その総和を求める」というここまでのプロセスを数式にすると，$\Sigma(x_i - \bar{x})$ となるような気がしますね．しかし，実はそれではだめなのです．なぜならば，$\Sigma(x_i - \bar{x})$ の値は必ず 0 となるからです．

　たとえば，1, 2, 3, 4, 5, というデータがあったとします．平均値は $(1+2+3+4+5) \div 5 = 3$ ですから，「個々のデータから平均値を引いた値」とは，$(1-3), (2-3), (3-3), (4-3), (5-3)$ となります．これらを合計してみてください．0 となりましたね．平均値とは，個々のデータから平均値を引いた値の合計が 0 になるように求めているのですから，当然 0 となります．そのため，2 乗することによってマイナスの値をなくしてから合計する必要があるのです．

　それでは $\Sigma(x_i - \bar{x})^2$ で，「データの平均値からの散らばりの程度」を示すには十分かというとそうでもありません．なぜならば，$\Sigma(x_i - \bar{x})^2$ の値を大きくする場合が 2 通りあるからです．ひとつには「データの平均値からの散らばりの程度」が大きい場合があげられますが，今ひとつは n すなわちデータ数が多い場合もあげられるのです．数式に戻るなら，$(x_i - \bar{x})$ すなわち「個々のデータから平均値を引いた値」が大きい場合には，確かにその合計である $\Sigma(x_i - \bar{x})^2$ は大きな値を示します．しかし，その一方で $(x_i - \bar{x})$ がたとえ小さな値であったとしても，その 2 乗和はデータ数が多ければ大きな値になってしまうのです．塵も積もれば山となるというわけで，残念ながら $\Sigma(x_i - \bar{x})^2$ が大きな値であるからといって，それだけで「データの平均値からの散らばりの程度」が大きいとはいえないのです．したがって，$\Sigma(x_i - \bar{x})^2$ を n で割ることにより，データ数の影響を取り除いているのです．

(3) 標準偏差：$SD = \sqrt{V}$

　分散と同様にデータの平均値からの散らばりの程度を示す値ではありますが，分散とは単位が異なるという違いがあります．分散で説明したように，$\Sigma(x_i - \bar{x})$ では値が必ず 0 となってしまうために，2 乗してから合計する $\Sigma(x_i - \bar{x})^2$ という方法をとりました．そのために，分散の値の単位は，データの単位と異なってしまっているのです．たとえば，cm で表した身長のデータの分散について考えると，その単位は cm^2 になってしまっているのです．したがって，分散の平方根をとりデータの単位とそろえる必要が出てくるわけなのです．それが標準偏差です．

　統計学では，平均値，分散，標準偏差は非常に基本的な用語となっています．是非，理解していただきたいと思います．

例 1.2　代表値の計算

A 君はフリースクールでボランテイアをしています．そのフリースクールには 6 歳の子供が 2 人，12 歳，15 歳，18 歳の子供がそれぞれ 1 人ずつ通っています．A 君は子供たちの興味をひきつけるような遊びを考えなければなりません．6 歳の子供が楽しいと思う遊びは 18 歳の子供にはつまらないし，18 歳の子供に喜んでもらえる遊びは 6 歳の子供には難しすぎるし…．A 君は誰を対象として遊びを考えればよいでしょうか．

〈解説〉

① 真っ先に思い浮かぶのは，平均値でしょう．平均値は $\bar{x}=(6+6+12+15+18)\div5=11.4$ です．でも 11.4 歳の子供に喜んでもらえる遊びとはいったいどんな遊びでしょうか．この場合，平均値を計算しても，あまり役立ちません．

② 「とにかく多くの子供に喜んでもらいたい」ということであれば，2 人いる 6 歳を対象として遊びを選べばよいでしょう．これが最頻値（mode）です．

③ 「つまらないと感じる子供と，難しいと感じる子供の人数がちょうど同じになるようにしたい」ということであれば，12 歳を対象として選べばよいでしょう．これが中央値（median）です．

例 1.3　ばらつきの計算

次の 3 つのグループを見てください．

　A グループ……5, 5, 5, 5, 5
　B グループ……3, 4, 5, 6, 7
　C グループ……1, 3, 5, 7, 9

この 3 つのグループは，平均値も，中央値も，最頻値も 5 と同じです．これらを代表値として比較している限りでは，この 3 つのグループには差がないことになります．しかし，この 3 つのグループは一見して明らかに差があります．その差を表す値を考えてください．

〈解説〉

- 基本統計量を理解するために，まずは電卓を使って計算してください．
- 「明らかな差」とはばらつきのことでした．したがって，ばらつきを表す値を用いればよいことになります．各グループのばらつきを表す値を示すと，以下の表の通りとなります（なお，A グループについてはばらつきがありませんので，ばらつきを表す値は省略しました）．

	レンジ	4 分位範囲	分散	標準偏差	標準誤差	変動係数
B グループ	4	3.0	2.5	1.6	0.7	32%
C グループ	8	6.0	10.0	3.2	1.5	64%

例 1.4　基本統計量の計算

次のデータは 10 人の総蛋白質量（g/dL）です．「EXCEL」でデータを作成し，R で基本統計量を求めてください．

　総蛋白質量（g/dL）：7.5，6.7，6.9，7.1，7.2，6.5，7.4，6.9，7.1，6.9

〈解説〉

①EXCEL で作成したデータセットを「tp.txt」として登録します．このデータは，事例データとしても提供されています．

②R でデータを読み込みます．

```
> dat <- read.delim("tp.txt")
```

③データ名を付けずに変数を指定できるようにします．

```
> attach(dat)
```

④データの確認をします．

```
> dat
    tp
1  7.5
2  6.7
3  6.9
4  7.1
5  7.2
6  6.5
7  7.4
8  6.9
9  7.1
10 6.9
```

⑤基本統計量を計算します．

```
> summary(tp)
   Min. 1st Qu.  Median    Mean 3rd Qu.    Max.
  6.500   6.900   7.000   7.020   7.175   7.500
```

Min.：最低値
1st Qu.：4 分位範囲の下側（25%タイル値）
Median：中央値（50%タイル）
Mean：平均値
3rd Qu.：4 分位範囲の上側（75%タイル値）
Max.：最大値

```
> sd(tp)
[1] 0.3047768
```

sd：標準偏差

```
> var(tp)
[1] 0.09288889
```

var：分散

> **問 1.2** 次の 8 人の体重について，EXCEL でデータセットを作成後，R で基本統計量を求めてください．
> 体重：53.0　50.2　59.4　61.9　58.5　56.4　53.4　52.0

3) 分布型の話

統計学は確率論に基礎をおいている．確率は数学の世界（きれいな世界）であり，統計は実社会（ばらつきのある世界）を対象としている．確率では，ある事象の発生は確率分布により決定されている．実社会と確率の世界の対比を次にあげる．

【用　語】

実社会	実験	データ	標本	標本平均	標本分散	標本標準偏差
確率の世界	試行	事象	確率変数	平均	分散	標準偏差

【分　布】

実社会	確率の世界	
製品が良品か不良品か	01 分布	$P(1)=p, P(0)=1-p$
製品の不良品数	2 項分布	$P(x)={}_nC_x p^x (1-p)^{n-x}$
さいころの目の出かた	一様分布	$P(x)=p$
一定時間内の宇宙線の数	ポアソン分布	$P(x)=e^{-r}r^x \div x!$
誤差の分布	正規分布	$P(x)=\dfrac{\exp\left\{\dfrac{-(x-\mu)^2}{2\sigma^2}\right\}}{\sqrt{2\pi}\,\sigma}$

> **問 1.3** 次のデータの分布型は何に近いでしょうか？
> a. 単位時間あたりの事故の回数
> b. 身長の分布
> c. トランプをめくるときのハート，ダイヤ，クラブ，スペードの数
> d. 予防接種による副作用の発生の有無
> e. 同じコインを n 回投げたときに表のでる回数

4) 正規分布

多くの分布型の中で最も重要なものは「正規分布」である．正常者のスケール尺度データは，男女別・年齢別に解析すると，ほとんどの項目で正規分布することが知られている[1]．付録 2 に実例を示している．

【正規分布の特徴】

①平均値，中央値，最頻値が一致する．
②平均値をピークとした対称型の分布をする．
③平均値±1SD, 2SD, 3SD の間にそれぞれデータの 68.3%, 95.5%, 99.7%が含まれる．
※平均値±1.96SD の間にデータの 95%が含まれる．

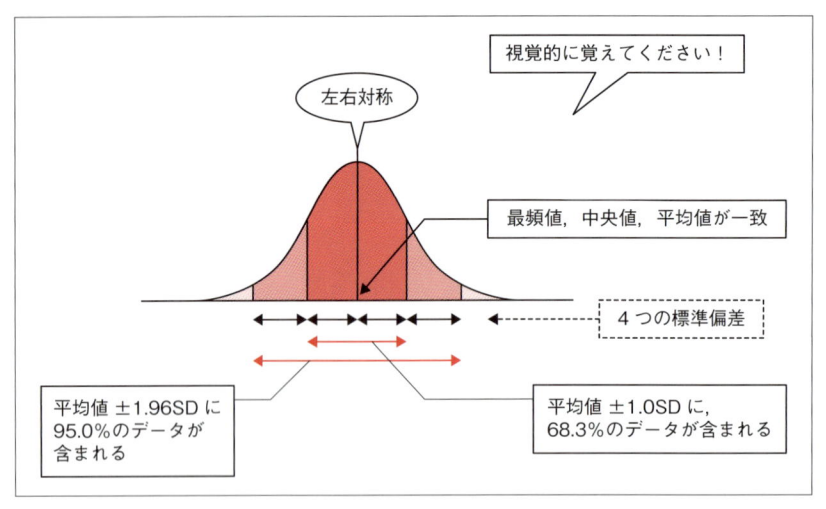

[図：正規分布曲線 — 左右対称、最頻値・中央値・平均値が一致、4つの標準偏差、平均値±1.96SDに95.0%のデータが含まれる、平均値±1.0SDに68.3%のデータが含まれる、視覚的に覚えてください！]

　どのような分布をするデータでも，その平均値はデータ数の増加に伴って正規分布に近づくことが知られている（コルモゴロフの大数の法則）．また，2項分布はnが大きくなると$\mu = np$，$\sigma^2 = p(1-p)n$の正規分布に近づく（ドゥ・モアブル＝ラプラスの大数の法則）．正規分布は日常生活においても，次の表のようにさまざまな場面で用いられている．

• コルモゴロフ（Kolmogorov）の大数の法則

• ドゥ・モアブル＝ラプラス（de Moivre-Laplace）の大数の法則

正規分布の応用例		
偏差値	平均値＝50	SD＝10
知能指数（IQ）	平均値＝100	SD＝15
臨床検査基準範囲	下限値＝平均値−1.96SD	上限値＝平均値＋1.96SD

例1.5 偏差値の使い方

社会福祉士国家試験のための全国統一模擬試験の結果，Aさんの社会福祉原論の偏差値は60でした．Aさんはこの統一模擬試験の全受験者（4,000人）のうちで，社会福祉原論については上から何番目に位置するでしょうか．

〈解説〉

• 偏差値とは平均値＝50，SD＝10となるように計算されています．受験者数が十分に多い試験の結果は，ほぼ正規分布することが知られていますから，先の正規分布の特徴③を頭に入れて，解答を考えましょう．

• いま，Aさんの偏差値が60ということは，Aさんは平均値＋1SDに位置することになります．「③平均値±1SDの間にデータの68.3％が含まれる」ということでしたから，平均値から平均値＋1SDの間には68.3％÷2＝34.15％が含まれています．したがって，Aさんは4,000×(0.5−0.3415)＝634番目ということになります．

問1.4 臨床検査データの基準範囲は正常人の95％を含む範囲と決められています．ところで，正常人の血清総蛋白は正規分布することが知られており，平均値が7.4 g/dL，標準偏差が0.56 g/dLでした．血清総蛋白の基準範囲はどのように設定すればよいでしょうか？

例 1.6　中性脂肪に対する正規性の検定（Shapiro-Wilk 検定）

〈解説〉

①128 人の中性脂肪（trg）と HDL コレステロール値（hdl）が登録されたデータセット「trghdl.txt」を使います．

```
> dat <- read.delim("trghdl.txt")
> attach(dat)
> head(dat)
  trg hdl
1 110  78
2 339  40
3  64  58
4  96  76
5  97  56
6 139  56
```

②中性脂肪（trg）の正規性をチェックします．

Shapiro-Wilk 検定は，データが正規分布しているという統計仮説に基づいて W とその確率（p）が計算されます．詳しい計算方法は省略しますが，$p \geq 0.05$ なら正規分布としてよい．

Shapiro-Wilk 検定　統計仮説：正規分布である．

```
> shapiro.test(trg)

        Shapiro-Wilk normality test

data:  trg
W = 0.84997, p-value = 4.537e-10
```

- e-10 は 10^{-10} という意味です．p-value が 4.537×10^{-10} と 0.05 未満なので，中性脂肪（trg）の正規性は否定されました．

例 1.7　中性脂肪の対数変換とその正規性の検定

〈解説〉

例 1.6 に引き続いて，変数変換により正規分布する新しい変数をつくります．

①ここでは中性脂肪（trg）の常用対数をとり，新しい変数 trg1 とします．

　データ名 $ 新追加変数名＝変換式

```
> dat$trg1 <- log10(trg)
> head(dat)
  trg hdl     trg1
1 110  78 2.041393
2 339  40 2.530200
3  64  58 1.806180
4  96  76 1.982271
5  97  56 1.986772
6 139  56 2.143015
```

②中性脂肪の対数変換後の値の正規性をチェックします.
　Shapiro-Wilk 検定　統計仮説：正規分布である.

```
> shapiro.test(dat$trg1)

        Shapiro-Wilk normality test

data:   dat$trg1
W = 0.99011, p-value = 0.4951
```

- 正規性が否定されないので，中性脂肪（trg）の常用対数変換（trg1）は正規分布としてよい.

5）不偏推定量

　集められたデータは，大きなデータの集まりの中から一部抽出されたものと考えられる．このもとのデータの集まりは「母集団」とよばれ，現実に集められたデータは「標本」とよばれる．不偏推定量とは，標本データから母集団の統計量を推定した値であり，かつ，偏りのない推定値である．偏りがないとは，推定が大きすぎる確率と小さすぎる確率が等しく50%ずつのことをいう．正規分布をするデータの場合の不偏推定量は次の通りである．Rでの計算結果は不偏推定値が出力される.

- 母集団
- 標本
- 不偏推定量

統計量	母集団	標本	不偏推定量
平均値	μ	$\bar{x}$	$\bar{x}$
分散	σ^2	V	$V^* = V \times n \div (n-1)$
標準偏差	σ	$s = \sqrt{V}$	$s^* = \sqrt{V^*}$

問 1.5　次の10人の白血球数からEXCELでデータセットを作成後，Rで母集団の平均値，分散，標準偏差の不偏推定値を計算してください（単位は$10^2/\mu L$）.
　　67, 56, 50, 55, 45, 31, 49, 63, 47, 58

6）平均値の標準偏差が標準誤差となる理由

　平均値の標準偏差（SD）は標準誤差（SE）と等しくなる．その理論計算を以下に示す.

①平均値μ，標準偏差σの正規分布を$N(\mu, \sigma^2)$と表記する．確率変数Xが正規分布であるとき，$X \in N(\mu, \sigma^2)$と表記する.

②$X_1 \in N(\mu_1, \sigma_1^2), X_2 \in N(\mu_2, \sigma_2^2)$のとき，

　　$X_1 + X_2 \in N(\mu_1 + \mu_2, \sigma_1^2 + \sigma_2^2)$

となる.

③$X \in N(\mu, \sigma^2)$のとき

　　$\dfrac{X}{n} \in \left[\dfrac{\mu}{n}, \left(\dfrac{\sigma}{n} \right)^2 \right]$

となる.

④したがって,

$$\frac{X_1}{n}+\frac{X_2}{n}+\cdots+\frac{X_n}{n}\in\left[\frac{\mu_1}{n}+\frac{\mu_2}{n}+\cdots+\frac{\mu_n}{n}, \left(\frac{\sigma_1}{n}\right)^2+\left(\frac{\sigma_2}{n}\right)^2+\cdots+\left(\frac{\sigma_n}{n}\right)^2\right]$$

となるので, $X_1, X_2, \cdots, X_n, \in N(\mu,\sigma)$ のとき,

$$\bar{X}=\frac{X_1+X_2+\cdots+X_n}{n}\in\left[\frac{\mu}{n}\times n, \left(\frac{\sigma}{n}\right)^2\times n\right]=\left[\mu, \left(\frac{\sigma}{\sqrt{n}}\right)^2\right]$$

となる. つまり, 平均値の標準偏差は $\frac{\sigma}{\sqrt{n}}$=標準誤差(SE)である.

7) グラフ表示

データの全体像を視覚的に確認するために統計グラフや表がある. 統計処理の前にグラフや表をつくる習慣をつけてほしい. データ入力ミスのチェックにも役立つ.

例 1.8 ヒストグラムと箱ひげ図

ヒストグラムと箱ひげ図を作成します.

〈解説〉

①データセットとして「意識 .txt」を使います.

ヒストグラムでは横軸 (X) に変数の値, 縦軸 (Y) に人数 (Frequency) が表示されます. これによりデータの分布を視覚的にとらえることができます. 箱ひげ図では縦軸 (Y) が変数の値です. 箱とひげで 4 分位値が表現されます. 複数の箱ひげ図で階級間や群間の比較もできます.

介護保険が開始される前の住民意識調査の 213 人の結果が登録されています.

ここで使う変数は, 居住年数:kyoreki, 年齢 3 階級(1:20・30 代, 2:40・50 代, 3:60・70 代):age3, です.

```
> dat <- read.delim("意識.txt")
> attach(dat)
```

②居住年数の度数分布表を作ります.

```
> table(kyoreki)
```

```
kyoreki
 0  1  2  3  4  5  6  7  8  9 10 11 12 13 14 15 16 17 18 19 20 21 22 23 24 25 26 27 28 29
 6  4 12  7  9  6  7  6  4  2  3  3  6  4  5  6  4  1  4  2  7  3  6  9  2  3  3  3  5  1
30 31 32 33 34 35 36 37 38 40 42 43 45 48 49 50 51 52 53 56 58 59 60 63 64 66 67 68 69 74
 9  3  5  2  2  3  1  2  1  4  1  3  1  2  2  4  1  2  1  2  1  2  4  1  1  2  1  1  1  1
```

各年数 (0, 1, 2, …, 74) の下に人数 (6, 4, 12, …, 1) が出力されています.

③居住年数の分布を 8 つの棒グラフにします.

ヒストグラム:hist(変数名 ,breaks=階級数)

```
> hist(kyoreki,breaks=8)
```

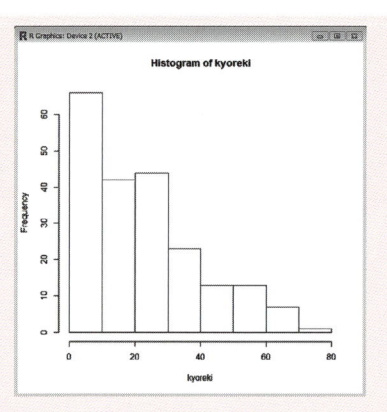

- いわゆる棒グラフで，横軸に変数値（居住年数）が8階級，縦軸に各階級の人数が表示されています．

④居住年数の4分位値をグラフにします．

箱ひげ図：boxplot（変数名）

```
> boxplot(kyoreki)
```

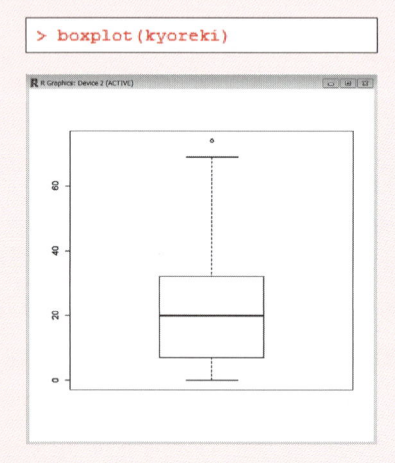

⑤3つの年齢階級ごとに居住年数の箱ひげ図を作り比較します．

箱ひげ図：boxplot（変数名～群分け変数名）

```
> boxplot(kyoreki~age3)
```

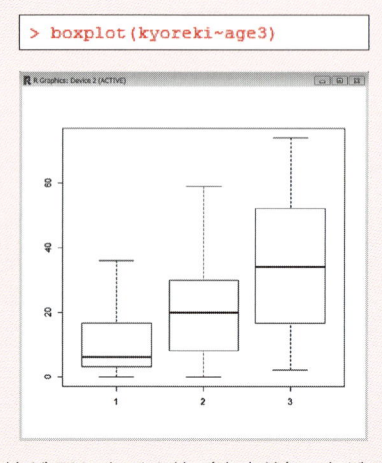

- 箱の下が25%タイル値，中線が50%タイル値（中央値），上が75%タイル値です．
- ヒゲは，上下に箱の高さの1.5倍まで伸ばされ，実際にデータの存在する位置まで戻されてい

- ヒゲの外のデータは「外れ値」で，○マークで示されています．
- スケール尺度と順序尺度のデータに使われます．

C データの収集

1. 対照群の必要性

　統計では，2つのデータの集まりを比べることにより判断が行われる．このため，たとえば薬の効果をみようとすれば，薬を飲ませない，またはプラセボ（偽薬）を飲ませたグループが必要となる．

　たとえば，日本人の看護師300人の血液型を調べると次のようであった．看護師にはA型が多いといえるか？

A型	B型	AB型	O型
107人	79人	47人	67人

　A型が107人と最も多いのだから看護師にはA型が多い，などと単純に考えてはいけない．日本人にはそもそもA型の人が多いわけだから，一般の日本人の全体の割合よりも看護師のA型の割合が高いかどうかを調べる必要がある．この場合の"一般の日本人"のように，比較対照となるグループのことを対照群とよぶ．したがってこのような場合，対照群のデータを得なければ多いとも少ないともいうことができない，という答えが正解になる．

　ところで，対照群として看護師以外の同年代の女性についても，300人の血液型を調べると次の表の通りであった．

A型	B型	AB型	O型
114人	65人	29人	92人

これらを百分率で表すと，次のようになる．

	A型	B型	AB型	O型	合計
看護師	35.7%	26.3%	15.7%	22.3%	100%
対照群	38.0%	21.7%	9.7%	30.7%	100%

　さて，看護師にはA型が多いといえるか？

　看護師のほうが2.3%も少ないのだから，看護師にはA型が少ないと判断する人もいるかもしれない．また，2.3%しか差がないのだから看護師にはA型が多いとも少ないともいえないと判断する人もいるか

• 対照群：コントロール群，control data

もしれない．このように，人によって判断の基準が異なっていてはコミュニケーションをとることができない．そのために，統計的判断が必要となる．詳しくは後の節「統計的判断とは」で説明する．

2. 無作為抽出または無作為割り当てとマッチング

次の例のように対象とするデータをすべて集めることができない場合が多い．

例：ある工場で作る電球の寿命の平均値を調べる場合．
　　→製造したすべての電球の寿命を測定したのでは出荷できない．

例：アトピー性皮膚炎患者と喘息患者の免疫反応の違いを調べる場合．
　　→過去と未来，世界中にわたるすべての患者のデータを得ることはできない．

例：日本人の食生活に年齢による差があるかを調べるとき．
　　→日本人の全年齢層の全員に聞くことは難しい．

例：政党支持率を調査するとき．
　　→全員に聞くためには膨大な費用が必要である．

このため，一部のデータを集めることになるが，偏ったデータにならないように無作為抽出または無作為割り当て，マッチングを行う．

①**無作為抽出**
　データを集める対象に番号を付け，乱数表などを利用して偏らないように対象者を選ぶ方法である．

- 無作為抽出：random sampling

②**無作為割り当て**
　実験の計画を立てるときに，群分けを乱数表などを利用して偏らないように振り分ける方法である．

- 無作為割り当て：random allocation

③**マッチング**
　患者群に対応する対照群をつくるときに，性別，年齢など検定因子以外の条件が各患者と同じ健常者を選ぶことをマッチングとよぶ．

- マッチング：matching

問 1.6 ある中学校できょうだいの数を聞いたところ，平均2.5人でした．このとき，日本における世帯あたりの子供数は1.8人とのことでした．この校区の子供数は多いでしょうか？

問 1.7 次の実験対象決定法またはデータ抽出法は何法でしょうか？
①日付が偶数日には治験薬を，奇数日にはプラセボを与えました．
②早期大腸がんのライフスタイルを調べるために，人間ドッグ受診者で正常者の中から各患者と同じ性別，年齢の人を探して対照群としました．
③来院患者の地区別比率を調べるのに，全員を調べるのは大変なのでカルテ番号の下2桁が"50"の患者について調べました．

3. 無記名アンケートと二重盲検法

アンケート調査（質問紙/調査票調査）は，多くの場合無記名で行われる．これは調査に対するプレッシャーの影響を少なくするためである．アンケート用紙（調査票）にあらかじめ整理番号を記入したうえで送付する場合も少なくないが，そうすると，対象者が本音では答えなくなったり，回収率が下がってしまったりするなどのおそれがあることに留意したうえで行わなければならない[★7]．

★7 第7章 研究計画法 [C] 研究計画の不備で起こる諸問題を参照

人間を対象とするデータを収集する場合，データを集める側と提供する側に心理的な影響があることが知られている．このため，双方が測定条件を知らないようにして，データを集めるべきであるといわれている．たとえば，薬の治験の場合には，医師や薬剤師側と，患者側が双方とも本物か偽薬（プラセボ）かわからないようにして効果を測定し，データ収集が終わった後でどちらであったかを知るようにする．このようにしてデータを集めることをダブルブラインド（二重盲検）という．

・二重盲検法：double blind method

4. 層別化

層別化とは，データ内に種類の異なる個体のデータが含まれている場合に，それぞれの小グループに分けて統計処理を行うことである．人間を対照とした研究では，男女や年齢で体の機能が変化するので，男女別，かつ年代別に層別化して解析すべきなのである．たとえば，2つの地域で赤血球数を比較して差があったとしても，男女比や年齢構成が異なると，地域による貧血度の比較にはならない．また，異なった集団が混じっていると，本来の分布（データの特徴）が見えないときがある．

・層別化

例 1.9　層別化を必要とする例

大学入試のセンターテストでは成績がほぼ正規分布するが，ある高等看護学校（進学コース）の入学試験の結果はいつも低得点から高得点までの人数がほぼ一定となる一様分布に近かった．この理由を考えてください．

〈解説〉

入学試験受験者には，以下のような分布を示す3つのグループ（a, b, c）があったと仮定してみましょう．総合得点は，3グループのグラフを重ね合わせることによってできますから，dのグラフ（太線）のようになります．こんなグループがもっとたくさんあったと考えますと，だんだん一様分布に近づいていくことがわかりますね．

例題で考えてもらったのは，一様性や多峰性の分布をしている場合に標本を層別化してみることが必要であるだけではなく，それ以外でも層別化を試みる必要があることに気付いてもらうためでした．

D 統計的判断とは

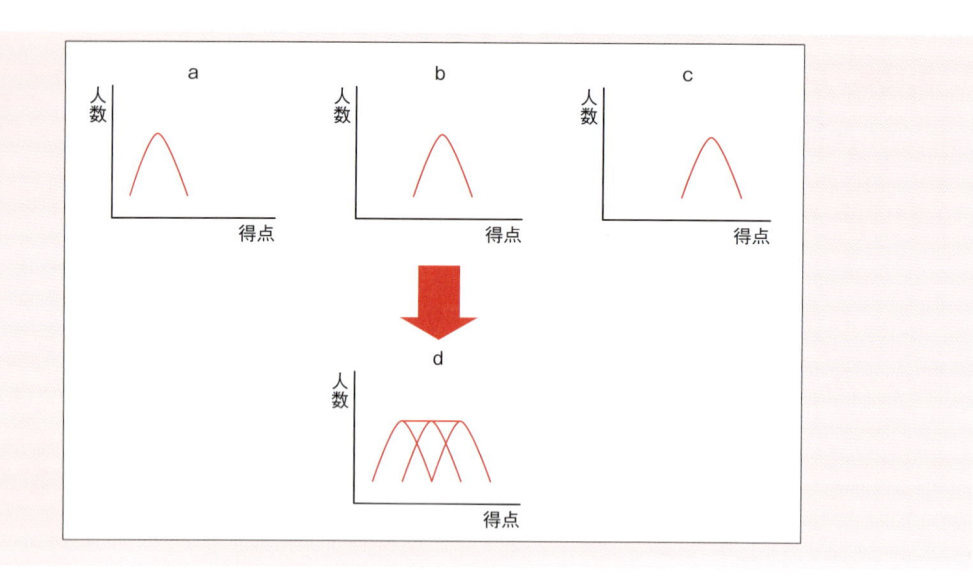

1. 仮説検定

統計的判断を行う場合には，次の手順に従う．
研究者：①統計仮説を立てる（通常，「差がない」か「同じ」である）．
研究者：②統計仮説とデータに適切な検定方法を選ぶ．
R　　：③検定用の統計量を計算する．
R　　：④その統計量の確率（有意確率：p）を求める．
研究者：⑤この有意確率（p）により次の統計的判断をする．

p が 0.05 以上のとき……………………有意差なし（NS）
p が 0.01 以上で 0.05 未満のとき……有意差あり（$p<0.05$）
p が 0.001 以上で，0.01 未満のとき…有意差あり（$p<0.01$）
p が 0.001 未満のとき…………………有意差あり（$p<0.001$）

研究者：⑥有意差がある場合は，統計仮説が誤っていたと判断し，どちらが大きいかを基本統計量の代表値により判断する．

⑤の判断基準となる確率のことを，有意水準または「危険率（第1種の誤り）」という．これは，確率が小さいながらも，仮説の下で計算値のような値となることがあり，統計仮説が正しいにもかかわらず統計仮説を誤りと判断する危険性の発生率（α）となるからである．統計仮説が誤っていたと判断することを，統計仮説を「棄却」するという．R では α の値が p-value として出力される．

危険率には，統計仮説が誤っているにもかかわらず統計仮説を採択する誤り（β）もあるが，これが問題となる状況はめったにない．

・算数的判断と統計的判断の違いについては，付録 3 の実験を通じて理解を深めることができる．
・統計仮説
・棄却

	統計仮説が正しい	統計仮説が誤り
統計仮説を採択	○ (1−α)	第2種の誤り (β)
統計仮説を棄却	第1種の誤り (α)	○ (1−β)

＊あわてん坊のα　＊ぼんやり者のβ

2. 両側検定と片側検定

　統計量が z（または t）の場合，仮説が正しい時は0になる．ばらつきにより0からずれることがあっても＋側−側に大きくずれることは少ない．したがって，＋側−側どちらにでも大きくずれた場合は，仮説の正しい確率は小さくなるため「仮説が誤っていた」と判断する．

　有意水準が5％のときは，z_0（または t_0）より大きくなる確率と $-z_0$（または $-t_0$）より小さくなる確率を合わせて5％となる z_0（または t_0）が判断基準となる《両側検定》．

・両側検定

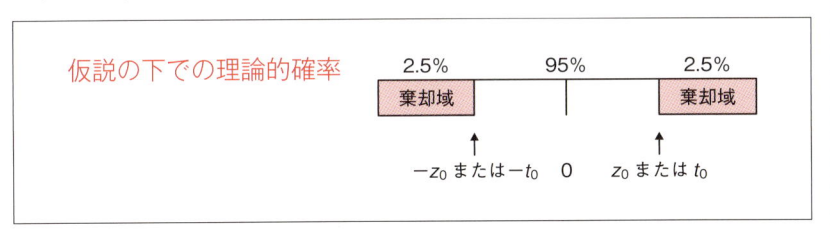

仮説の下での理論的確率　　2.5%　　95%　　2.5%
　　　　　　　　　　　　　棄却域　　　　　棄却域
　　　　　　　　　　　　　　↑　　　　　　↑
　　　　　　　　　　　$-z_0$ または $-t_0$　0　z_0 または t_0

　もし何らかの知識により，z（または t）が＋または−のどちらかのみになることが自明のときは，z_0（または t_0）としては z_0（または t_0）より大きい確率が5％，または $-z_0$（または $-t_0$）より小さい確率が5％である z_0（または t_0）を判断基準とすることが許される《片側検定》．たとえば，カイ2乗検定では検定量 χ^2 が常に正の値になるので片側検定である．

・片側検定

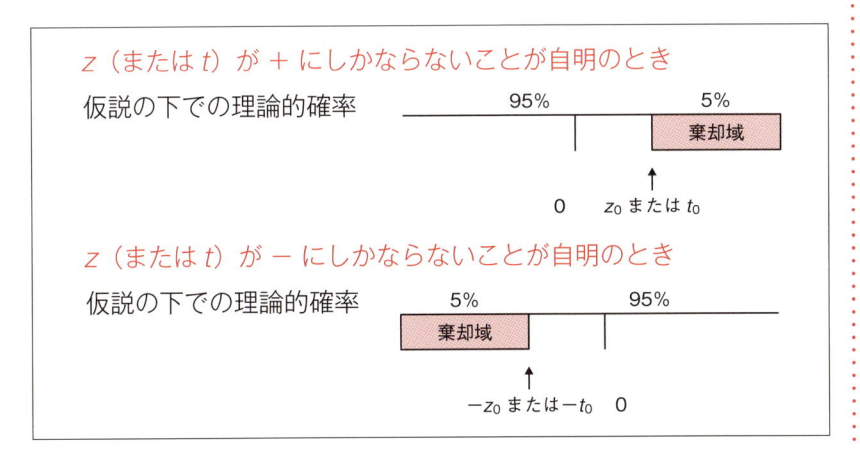

z（または t）が＋にしかならないことが自明のとき
仮説の下での理論的確率　　　95%　　5%
　　　　　　　　　　　　　　　　棄却域
　　　　　　　　　　　　　　　　　↑
　　　　　　　　　　　　　　0　z_0 または t_0

z（または t）が−にしかならないことが自明のとき
仮説の下での理論的確率　　5%　　95%
　　　　　　　　　　　　棄却域
　　　　　　　　　　　　　↑
　　　　　　　　　$-z_0$ または $-t_0$　0

3. 仮説検定の立て方と検定用統計量

　統計仮説の立て方は，1. で説明したように「差がない」と立てればよいのであるから，一見簡単なようにみえる．しかしながら，自分の検定目的に沿った統計仮説がどのようなものであるかを知ることは意外と難しい．なぜならば，何と何の間に「差がない」と考えればよいのかが，初学者にはよくわからないからである．

　そこで，統計仮説の立て方と検定用統計量の設定方法を概説するために，代表的な統計手法について「検定目的」「統計仮説」「検定用統計量」を表にまとめてみた．これらの例をみながら，統計仮説の立て方のイメージをつかんでほしい．

検定目的の例	統計仮説	検定用統計量	統計手法
集めたデータの平均値が全国平均よりも高いことを示したい	集めたデータの平均値と全国平均が同じ	データの平均値と全国平均との差は0を中心とした正規分布をしている	母平均との比較（1サンプルの t 検定）
集めたデータの比率が全国データの比率と異なっていることを示したい	集めたデータの比率が全国データの比率と同じ	件数の差の2乗を全国件数でわったものを加えていくとカイ2乗（χ^2）分布にしたがう	比率・百分率の比較（ノンパラメトリック検定カイ2乗）
薬の投与，手術の実施などの前後で同じ対象者からデータを集め，前後で変化があったことを示したい	前後で差はない	差のデータは0を中心とした正規分布をしている	対応のある比較（対応のあるサンプルの t 検定）
グループ間で平均値に差があることを実証したい	平均値が等しい	平均値の差を標準偏差で割ると t 分布している	対応のない比較（独立したサンプルの t 検定）
データの間に関係があることを示したい	関係がない	相関係数は0を中心とした分布となる	相関性または独立性（Pearsonの相関係数）
術式，薬剤などにより生存率が改善されたことを示したい	生存率は同じ	死亡数の全体との差はカイ2乗（χ^2）分布にしたがう	生存率カーブの一致（ログランク カイ2乗）

その他多くの統計仮説や検定方法がある

4. 統計処理についての手順と注意

　最近はコンピュータの発達により多くの統計用パッケージソフトが使えるようになってきた．データを入れると結果が簡単に求められるが，次のような点を特に注意すべきである．

①研究計画とデータの収集
- 仮説に合った抽出対象と無作為化やマッチング
- 調査票の設計（研究の意図が伝わっているか）

②統計前処理
- 記入ミス，入力ミスの排除
- 分布型のチェックと外れ値のチェック
- 層別化
- 適当な変数変換

③統計ソフトの選択
- 信頼性の高いパッケージを使う

④統計手法の選択
- 統計仮説に適切な統計手法を選択しているか
- 統計手法はデータの尺度に適切か
- 統計手法はデータの分布に適切か
- 対応のあるデータか，対応のないデータか

⑤比較の方法
- 3群以上のデータがあるとき，ドーズレスポンスか同時比較か

《ドーズレスポンス》

　対照群（基準データ）が1つあり，影響を段階的に受けている群が複数ある場合は，対照群と影響を受けている群のうち，影響が少ない群から順番に検定を行って，どの段階から影響を判定できるかを調べる．

・ドーズレスポンス

《同時比較》

　多くの層別化を行ったとき，同じ状況でデータを繰り返したとき，症例を増やすごとに検定を行うとき，さまざまな指標を次々と検定するとき，このようなときは5%の有意水準で検定を行っても，5%以上の確率の事象が棄却域に現れることが起こり判定が甘くなってしまう（多重性）．

　これを避けるためには，分散分析などの同時比較統計手法を使うか，有意水準を厳しくしなければならない[8]．

・同時比較

★8　第6章「多群の比較」参照

第2章 2群の比較

医療分野では，2群を比較して差があるかどうかを知りたい場合が多々ある．たとえば，

- Aという薬を服用すると，症状が改善された人のほうがされない人よりもかなり多いように思えるが，確信をもってそういえるのかどうか．
- B療法を受けたグループとC療法を受けたグループとでは改善の度合いが違っているようにみえるが，違うといえるのかどうか．
- ボランティア経験のある学生とない学生とでは，調査結果から障害者に対する意識が違っているように思えるが，そう言い切れるのかどうか．

といった疑問が生じてきた場合である．このような場合に，統計学的に意味のある違いなのかどうなのかを明らかにしようとするのが，統計学における差の検定である．

本章では，2群の比較について，A母集団と標本との比較，B対応のある2群の比較，C独立した標本の比較，に分けて例題をあげながら解説する．

A 母集団と標本との比較

母集団と標本とを比較する場合，尺度がスケール（間隔・比率尺度）であれば母集団の平均と標本の平均とを比較することになる．また，順序尺度や名義尺度であれば母集団の比率と標本の比率とを比較する．

1. 母平均と標本平均の比較（スケールの場合）

母集団の平均と標本の平均との差を比較することがある．たとえば，14歳児の身長の全国平均（母平均）とA中学校14歳児の身長の平均（標本平均）とを比べる場合などである．比較を行う場合，データが正規分布しているのかどうか，また，正規分布をしているとしても，母標準偏差（母SD）がわかっているのかどうか，などにより手法が異なる．この手法のフローチャートを次に示す．

- 母平均
- 標本平均
- 母標準偏差：母SD

36

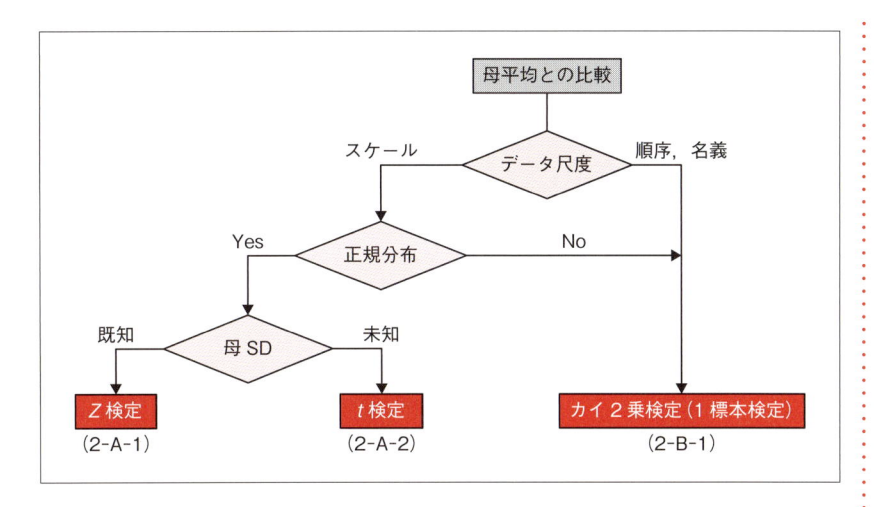

1) 正規分布するデータで母 SD が既知の場合：Z 検定

医療データでこの条件のそろった場合は少ない．R でも用意されていないので電卓で計算する．

母集団の平均（母平均），母 SD がすでにわかっている場合には，次の式を用いて差があるか否かを検定する．

μ：母平均，$\bar{x}$：標本平均，σ：母標準偏差，n：標本のデータ数．

$$Z=\frac{(\bar{x}-\mu)}{\frac{\sigma}{\sqrt{n}}} \qquad A=|Z|$$

・Z 検定

統計仮説：標本平均（$\bar{x}$）は母平均（μ）と等しい．

統計仮説が成立すると $Z=0$（$A=0$）となる．データのばらつきにより Z が 0 でないこともあるが，Z は正規分布をするので，Z が 0 から離れるにしたがい，その確率は大きく下がってくる．正規分布の特徴については，1 章 B-4「正規分布」で述べた通りである．

ここで，統計的判断は次のようになる．

A の範囲	1.96 未満	1.96 以上〜2.58 未満	2.58 以上〜3.30 未満	3.30 以上
統計的判断	有意差なし	有意差あり	有意差あり	有意差あり
表　記	NS	$p<0.05$	$p<0.01$	$p<0.001$

・t 検定

・不偏標準偏差：
SD の不偏推定値

2) 正規分布するデータで母 SD が未知の場合：t 検定

母集団の平均のみが既知で，母 SD が未知の場合には，次の式を用いて検定を行う．ただし，μ：母平均，$\bar{x}$：標本平均，s^*：不偏標準偏差，ϕ：自由度，n：標本のデータ数である．

$$t=\frac{(\bar{x}-\mu)}{\frac{s^*}{\sqrt{n}}} \qquad 自由度：\phi=n-1$$

・自由度：
データが自由に変化できる個数．t を計算するために $\bar{x}$ を使うので，$(n-1)$ 個のデータは自由に変化できるが，最後の 1 つは決められてしまう．自由度により t 分布の形が変化し，大きくなると正規分布に近づく．

統計仮説：標本平均は母平均と等しい（$t=0$）．

Rで計算をする場合には，有意確率（p-value）をみる．有意確率の値が 0.05 未満であれば統計的に有意な差があると判断してよいことになる．

例 2.1　母平均と標本平均の比較（1 標本 t 検定）

データは「障害施設.txt」に登録されています．
知的障害施設に入居している子ども 283 人のデータです．身長が低いように感じるのですが，文科省の全国データと比較してみましょう．身長は，年齢と性別の影響があるので，15 歳男子で全国の平均身長 168.4 cm と比較します．

〈解説〉
統計仮説：平均身長は全国と一致する．
①データの読み込み

```
> dat <- read.delim("障害施設.txt")
> dat1 <- subset(dat,(年齢==15)&(性別=="m"))
> attach(dat1)
```

② Shapiro-Wilk 検定で正規性の検定を行います．統計仮説：正規分布である．

```
> shapiro.test(身長)

        Shapiro-Wilk normality test

data:  身長
W = 0.97669, p-value = 0.2948
```

- $p \geq 0.05$ なので正規性は否定されません．t 検定が適切です．

③全国平均値と比較するために t 検定を行います．

```
> t.test(身長,mu=168.4)

        One Sample t-test

data:  身長
t = -6.7925, df = 60, p-value = 5.645e-09
alternative hypothesis: true mean is not equal to 168.4
95 percent confidence interval:
 156.1682 161.7335
sample estimates:
mean of x
 158.9508
```

- t は -6.7925 と 0 より大きく離れた値でした．自由度（df）は 60，有意確率は 5.645×10^{-9} でした．
- $p<0.001$ なので，統計仮説は否定され，全国と有意差があります．
- 施設の子どもの平均身長が 158.9508 cm，全国が 168.4 cm なので，約 10 cm 低いことになります．

> **問 2.1** 全国平均との比較（1 標本の t 検定）

ある年度の日本の 17 歳男子の平均体重は 62.9 kg でした．その同年度の知的障害児施設に入所している 68 人の 17 歳男子の平均体重は 53.8 kg でした．両群の間には，統計学的に差があるといえるでしょうか？　差がある場合は，どのような差でしょうか？
データセットは「障害施設.txt」です．

2. 母比率と標本比率の比較（1 標本カイ 2 乗検定）

データが名義尺度の場合には，人数の比率を比較して検定を行う．たとえば，全国的にみた場合の高齢者の占める比率（母比率）と A 市の高齢者の占める比率（標本比率）とを比べようとする場合などである．スケール（間隔・比率）尺度でも正規分布していない場合や順序尺度の場合は，カットオフ値（基準値）を設定して，その前後の人数を使う．

1）カイ 2 乗検定（1 標本カイ 2 乗検定）

カイ 2 乗検定により，観測値と理論値との比較を行う．たとえば，陽性の比率に関して，母集団の比率と標本の比率とを比較しようとする場合，次のような 2×2 分割表をつくる．

・カイ 2 乗検定：χ^2 検定

	陰　性	陽　性
標本データ数	n^- 人	n^+ 人
母集団データ数	N^- 人	N^+ 人

＊母集団で，陽性比率（％）のみがわかっているときは，N^+ と N^- を次のように計算する．
　N^+＝陽性比率×0.01×標本データ数，N^-＝(100−陽性比率)×0.01×標本データ数

カイ 2 乗値を，次式で求める．

$$\chi^2 = \frac{(n^- - N^-)^2}{N^-} + \frac{(n^+ - N^+)^2}{N^+} \qquad 自由度=1$$

統計仮説：陰性件数，陽性件数とも標本と母集団とで等しい（$\chi^2=0$）．

出力結果の確率をみて，0.05 未満なら有意差ありと判断する．有意差がある場合は，母集団との比率を比較して，どちらの比率が大きいかを調べる．

> **例 2.2** 母比率と標本比率の比較（1 標本カイ 2 乗検定）
>
> 全国調査では，在胎日が 280 日を超える出産の割合は 12.5% でした．今回，初産 40 例について調べると，13 例が 280 日を超えていました．全国調査の結果と今回の調査結果との間に，統計的有意な差があると判断できるでしょうか？　データセットは「zaitaibi.txt」です．
> 〈解説〉
> 統計仮説：在胎日が 280 日を超える比率は全国と同じ．

①データを呼び出します．

```
> dat <- read.delim("zaitaibi.txt")
> attach(dat)
> dat
  zaitai dosu
1      0   27
2      1   13
```

- 変数 zaitai が症例区分で，変数 dosu に症例数が登録されています．
- 一行目が 280 以内の出産 27 症例で，2 行目が 280 日を超える出産 13 症例です．
- データセットには在胎日 280 日前後の人数のみが入力されています．
- データを 2×2 表の形式にすると次のようになります．

	280 日以内	280 日超
標本データ数	27	13
母集団データ数	87.5	12.5

②カイ 2 乗検定を行います．

```
> chisq.test(dosu,p=c(0.875,0.125))

        Chi-squared test for given probabilities

data:  dosu
X-squared = 14.629, df = 1, p-value = 0.0001309
```

- 第 1 因数「dosu」が症例数変数で，第 2 変数「p＝c(0.875, 0.125)」が全国比率です．全国比率は症例数変数の小さい順に指定します．全国の 280 日以内での出産確率は 1－0.125＝0.875 です．
- 結果として，カイ 2 乗値は 14.629，自由度（df）1，確率は 0.0001309 となっています．
- $p<0.001$ なので，間違いなく有意差があります．
- このように，初産では 280 日を超える症例が多いので，ハイリスク群ということになります．

問 2.2　全国比率との比較（1 標本のカイ 2 乗検定）

ある年度の全国の知的障害児施設についての実態調査では，抗けいれん薬を服用している割合は 24.6％でした．その同じ年度に，ある知的障害児施設に在籍する 15 歳児 97 人について抗けいれん薬の服用の有無を調査したところ，服用者は 31 人でした．この割合は全国と比較して統計的に高いといえるでしょうか？　データセットは「服薬.txt」です．

　　変数　hukuyaku　0：抗けいれん剤非服薬，1：服薬
　　変数　dosu　症例数

B　対応のある 2 群の比較

対応のある 2 群の比較は，同じ群の経時的変化を調べたり，同じ群の

・対応のある 2 群の比較

治療前後のデータを比較する場合などに使われる．たとえば，ボランティアを経験する前と経験した後との間で，福祉に対する意識が変化したかどうかを調べたりする場合には，対応のある2群の比較を行う．この場合，データが正規分布をするかしないかにより，以下のフローチャートに示すように手法が違ってくる．

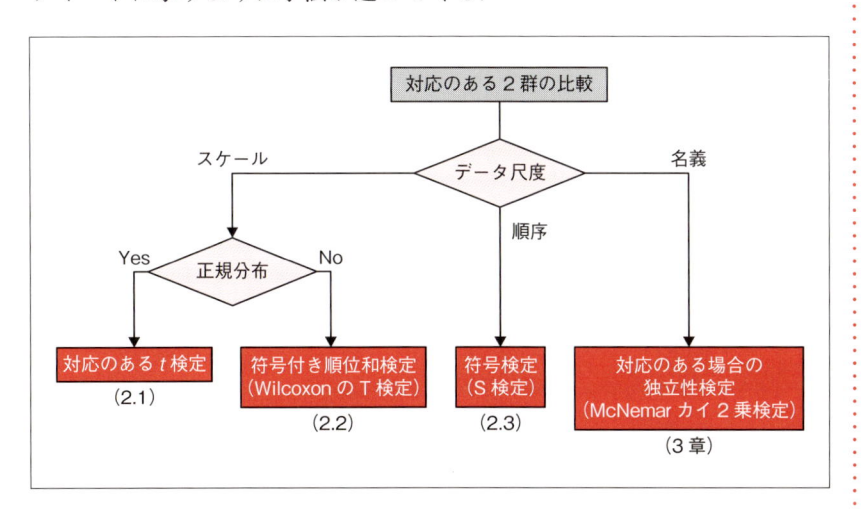

```
                    対応のある2群の比較
                           │
                      ┌────┴────┐
              スケール│データ尺度│名義
                     ┌┘         └┐
                     │   順序    │
            ┌─正規分布─┐          │           │
         Yes│          │No        │           │
       対応のある   符号付き順位和検定   符号検定    対応のある場合の
        t検定     (WilcoxonのT検定)   (S検定)      独立性検定
        (2.1)         (2.2)          (2.3)    (McNemarカイ2乗検定)
                                                    (3章)
```

1. 正規分布をしている場合：対応のある t 検定

同一個体に対して，ある処理またはある介入を行う前と行った後において，観測した値について差があるか否かを調査することがある．この差のデータが正規分布している場合に，対応のある t 検定を行う．

ここで，

x_i：介入前の値　　y_i：介入後の値
$d_i : y_i - x_i$　　$\bar{d}$：差の平均値　　$S_d{}^*$：差の不偏標準偏差
ϕ：自由度　　n：差のデータ数

とする．t の値を以下のようにして求める．

$$\bar{d} = \sum d_i \div n$$

$$S_d{}^* = \sqrt{\frac{\sum(d_i - \bar{d})^2}{n-1}}$$

$$t = \frac{\bar{d}}{\frac{S_d{}^*}{\sqrt{n}}} \quad 自由度：\phi = n-1$$

統計仮説：差の平均値＝0（$t=0$）

ここで，R の出力結果の有意確率を見て，0.05 未満の場合には，有意差ありと判断する．

・対応のある t 検定：paired t-test

例 2.3　2 群の比較：正規分布をしている場合：対応のある t 検定

ある年度の健診で高脂血症と判定して保健指導を実施した 48 人の総コレステロール値のデータがあります．翌年度，翌々年度に再検査した結果も入っています．保健指導の効果は認められるでしょうか？　データセットは「コレステロール.txt」です．

〈解説〉

変数名　最初の年度：tc0，翌年度：tc1，翌々年度：tc2

統計仮説：最初の年度と比較して，翌年度，翌々年度は差がない

①データを読み込みます．

```
> dat <- read.delim("コレステロール.txt")
> attach(dat)
```

②最初の年度と，翌年度および翌々年度との差が正規分布するかを検定します．

```
> shapiro.test(tc1-tc0)

        Shapiro-Wilk normality test

data:  tc1 - tc0
W = 0.97927, p-value = 0.5903

> shapiro.test(tc2-tc0)

        Shapiro-Wilk normality test

data:  tc2 - tc0
W = 0.96506, p-value = 0.2006
```

- いずれも正規分布です．

③対応のある t 検定が適切です．

まず，最初の年度（tc0）と翌年度（tc1）の差について t 検定を行います．

```
> t.test(tc1,tc0,paired=TRUE)

        Paired t-test

data:  tc1 and tc0
t = -2.1324, df = 44, p-value = 0.03859
alternative hypothesis: true difference in means is not equal to 0
95 percent confidence interval:
 -13.6157361  -0.3842639
sample estimates:
mean of the differences
                     -7
```

④次に最初の年度（tc0）と翌々年度（tc2）の差について t 検定を行います．

```
> t.test(tc2,tc0,paired=TRUE)

        Paired t-test

data:  tc2 and tc0
t = 0.88973, df = 43, p-value = 0.3786
alternative hypothesis: true difference in means is not equal to 0
95 percent confidence interval:
 -3.540827  9.131736
sample estimates:
mean of the differences
              2.795455
```

- 結果として，最初の年度と翌年度には有意差があり（p<0.05），tc1−tc0 から求められた t が負であり，差の平均値は −7 となっており，翌年度に下がっていました．最初の年度と翌々年度では有意差がありません（p≧0.05）．tc2−tc0 から求められた t と差の平均値は正ですが，統計学的には意味のある差ではなかったのです．
- 最近の研究では，コレステロール値を無理に下げても，体がもっている恒常性機能により，適切であった元の値に戻ることが知られています．2015 年の日米での食事摂取基準でコレステロールの摂取制限は撤廃されました．また，コレステロールの血中濃度を下げる医療も反省期に入りました．
- 米国では 2004 年以降に連邦政府のコレステロール治療ガイドラインはつくられていませんし，2013 年の米国心臓病学会／協会（ACC/AHA）ガイドラインでもコレステロール低下目標値が廃止されています．

問 2.3 肥満対策の評価（対応のある t 検定）

ある施設において，21 人の入所者に対して肥満対策を講じることになりました．対策の効果は認められるでしょうか？ データセットは「肥満対策.txt」です．

2. 符号付き順位和検定（Wilcoxon の T 検定）

スケール・データであるが差が正規分布を仮定できない場合に使われる方法である．ここで，x_i：前の値，y_i：後の値，d_i：対応データの差，n：データの数とする．

$$d_i = y_i - x_i$$

「前後で差がない」という仮説の下では，この値は 0（ゼロ）を中心に対称にばらつく．$|d_i|$ を小さい順に並べて順位を付けると，その合計は，$n(n+1)\div 2$ となる．したがって，仮説の下では，d_i が正または負の順位和は，この 1/2 の $n(n+1)\div 4$ となる．この値より外れる確率は小さい．そこで，

・符号付き順位和検定
・Wilcoxon の T 検定

T＝正または負の順位和の小さいほう

統計仮説：T＝総順位和÷2

検定結果については，出力結果の確率をみて判断する．確率が0.05未満であれば，有意差ありと判断する．有意差がある場合は，どちらが大きいかを調べる．

例2.4 符号付き順位和検定（Wilcoxon の T 検定）

大腸がんの腫瘍マーカーとして CEA 検査があります．正常の人と大腸がんの人で，1年間で変化があるでしょうか？

〈解説〉

正常者では変化がなく，大腸がん患者で変化があれば有効な検査といえるのですが…．
データセットは「大腸がん.txt」で，大腸がん患者100人とその対照256人が登録されています．対照群は健常者で，個々の患者ごとに性別と年齢層が同じ人を3人選びましたが，検査不足などの理由で，44人が除かれたために3倍弱になっています．

ここで使う変数は次の通りです．

　　sindan2　　1：大腸がん患者，2：対照者
　　cea1　　　前回の腫瘍マーカー（CEA）の値
　　cea2　　　今回の腫瘍マーカー（CEA）の値

① cea2 と cea1 の差（cea12）をつくります．最初の6行で cea12 ができていることを確認してください．

```
> dat <- read.delim("大腸癌.txt")
> attach(dat)
> dat$cea12 <- cea2-cea1
> head(dat)
```

② まず，健常者のデータセットを作成します．

```
> dat0 <- subset(dat,sindan2==0)
```

③ 2つの差（crea12＝cea2−cea1）が正規分布するか検定します．

```
> shapiro.test(dat0$cea12)

        Shapiro-Wilk normality test

data:  dat0$cea12
W = 0.6365, p-value < 2.2e-16
```

- Shapiro-Wilk 検定で正規性が否定されました．$p\text{-value}=2.2\times10^{-16}$（$p<0.001$）

④ ノンパラメトリック Wilcoxon T 検定が適切です．

　　統計仮説：前回の cea と今回の cea の差はゼロ

```
> wilcox.test(dat0$cea1,dat0$cea2,paired=TRUE)

        Wilcoxon signed rank test with continuity correction

data:  dat0$cea1 and dat0$cea2
V = 7929, p-value = 0.6646
alternative hypothesis: true location shift is not equal to 0
```

- $p \geq 0.05$ なので，仮説は正しいことになります．

⑤次に，大腸がん患者のデータセットを作成します．

```
> dat1 <- subset(dat,sindan2==1)
```

⑥2つの差（cea12）が正規分布するか検定します．

```
> shapiro.test(dat1$cea12)

        Shapiro-Wilk normality test

data:  dat1$cea12
W = 0.41053, p-value = 1.363e-15
```

- やはり，Shapiro-Wilk 検定で正規性が否定されました．

⑦ノンパラメトリック Wilcoxon T 検定が適切です．

　統計仮説：前回の cea と今回の cea の差はゼロ

```
> wilcox.test(dat1$cea1,dat1$cea2,paired=TRUE)

        Wilcoxon signed rank test with continuity correction

data:  dat1$cea1 and dat1$cea2
V = 904.5, p-value = 0.04821
alternative hypothesis: true location shift is not equal to 0
```

- $p < 0.05$ なので仮説は棄却され，微妙ですが有意差が認められました．

⑧どのような差なのかを確認します．

```
> summary(dat1$cea12)
   Min. 1st Qu.  Median    Mean 3rd Qu.    Max.    NA's
 -2.500  -0.400   0.200   1.204   0.900  31.600      27
```

- 正規分布しないデータなので，差の中央値（Median）に注目します．
- Median が 0.200 と正なので，大腸がん患者では，わずかですが上昇したことになります．
- 腫瘍マーカー CEA は一応役立ちそうですが，微妙な判定なので，第3章 D の ROC 曲線でさらに検討してみます．

3. 符号検定（S 検定：sign test）

　順序データで，その差の大きさが意味をもたない場合に使われる方法である．たとえば，便潜血反応や尿半定量検査の結果は（1：−，2：

- 符号検定
- S 検定：sign test

±，3：＋，4：＋＋）のように表される．しかし，（1：－）から（3：＋）に変化した場合と，（2：±）から（4：＋＋）に変化した場合は同じ大きさの変化ではない．ここで両方に共通するのは，悪化したということである．

先ほどと同様に，x_i：前の値，y_i：後の値，d_i：対応データの差，n：データの数とする．

$$d_i = y_i - x_i$$

今回は，この d_i の平均などは意味がなく，順位として使えないので，符号のみを利用する．d_i がゼロのケースを除いて，正の人数（n^+）と負の人数（n^-）を比較する．

統計仮説：$n^+ = n^-$
合計人数が（$n^+ + n^-$）人で，正および負の確率（p）が0.5の2項分布（正確有意確率）が計算される．

検定結果については，出力結果の確率をみて判断する．確率が0.05未満であれば，有意差ありと判断する．有意差がある場合は，どちらへの変化が多いかを調べる．

例2.5　符号検定（S検定：sign test）

大腸がんを調べるもう1つの検査は便潜血反応です．正常の人と大腸がんの人で，1年間で変化があるでしょうか？

〈解説〉

統計仮説：便潜血反応の値は1年間で差がない．

例2.4 と同じく「大腸がん.txt」を使います．
便潜血反応の結果は，1：－，2：＋，3：2＋，4：3＋ として登録されています．
前回が benti 1，今回が benti 2 という変数名で登録されています．
このような半定量検査の結果は順序尺度といわれています．順序尺度の差は，ゼロ（変化なし），正（悪化），負（改善）のみが意味をもちます．差の大きさは意味がありません．たとえば，「1：－」から「2：＋」の変化と，「3：2＋」から「4：3＋」の差は数値上同じ1ですが，医学的には異なる重要性をもちます．
符号検定では「差がない」という統計仮説は，「ゼロ（変化なし）を除いて，正（悪化）と負（改善）の人数が等しい」という統計仮説の元での確率を計算します．
なお，正規性がないのはデータをみると明らかなので，正規性の検定は不要です．
① benti 21＝benti 2－benti 1 という新しい変数をつくります．

```
> dat$benti21 <- benti2-benti1
```

②健常者のデータセット（dat0）を作成し，変数名明示化をします．

```
> dat0 <- subset(dat,sindan2==0)
> attach(dat0)
```

③差が正の人数を計算します．このとき，欠損値（NA）の数を引く必要があるので，確認表示します．

```
> x <- length(benti21[benti21>0])-length(benti21[benti21=="NA"])
> x
[1] 9
```

④差が負の人数を計算します．このとき，欠損値（NA）の数を引く必要があります．確認表示します．

```
> y <- length(benti21[benti21<0])-length(benti21[benti21=="NA"])
> y
[1] 5
```

⑤符号検定を実行します．

　統計仮説：悪化した人数と改善した人数は等しい

```
> binom.test(x,x+y)

        Exact binomial test

data:  x and x + y
number of successes = 9, number of trials = 14, p-value = 0.424
alternative hypothesis: true probability of success is not equal to 0.5
95 percent confidence interval:
 0.3513801 0.8724016
sample estimates:
probability of success
             0.6428571
```

- $p=0.424$（≧0.05）なので，正常者では便潜血反応は変化していませんでした．

⑥大腸がん患者のデータセット（dat1）を作成し，変数名明示化をします．

```
> dat1 <- subset(dat,sindan2==1)
> attach(dat1)
```

⑦差が正の人数を計算します．このとき，欠損値（NA）の数を引く必要があるので，確認表示します．

```
> x <- length(benti21[benti21>0])-length(benti21[benti21=="NA"])
> x
[1] 25
```

⑧差が負の人数を計算します．このとき，欠損値（NA）の数を引く必要があるので，確認表示します．

```
> y <- length(benti21[benti21<0])-length(benti21[benti21=="NA"])
> y
[1] 3
```

⑨符号検定を実行します．

統計仮説：悪化した人数と改善した人数は等しい

```
> binom.test(x,x+y)

        Exact binomial test

data:  x and x + y
number of successes = 25, number of trials = 28, p-value = 2.744e-05
alternative hypothesis: true probability of success is not equal to 0.5
95 percent confidence interval:
 0.7177356 0.9773349
sample estimates:
probability of success
             0.8928571
```

- $p=2.744 \times 10^{-05} < 0.001$ なので，確実な有意差があります．
- 変化があった 28 人の中で，25 人が悪化しています．
- 大腸がん患者では便潜血検査が悪化しているので，便潜血検査は大腸がん患者を発見するスクリーニングとして優秀な検査です．第 3 章 D の ROC 曲線でさらに確認してみます．

C 独立した標本の比較

男性と女性，患者と健常者，東京人と大阪人など，異なる集団の比較をすることがある．2 つの標本の平均値の差を検定する場合で，両群のデータが正規分布しているかどうかや，母 SD が既知か未知かなどにより，用いる手法が異なってくる．これらの手法のフローチャートを次に示す．

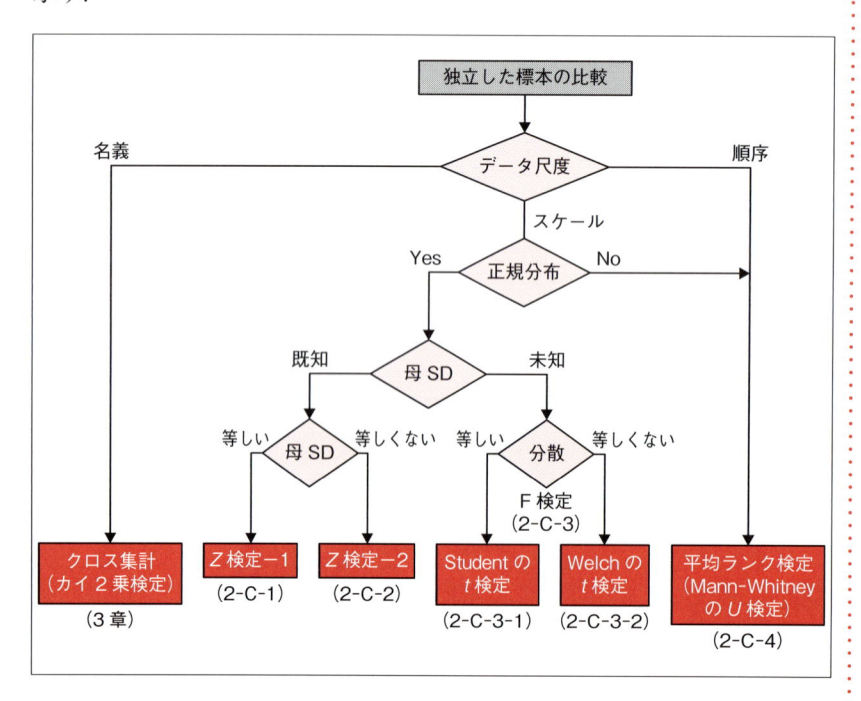

独立した標本の比較

データ尺度
- 名義 → クロス集計（カイ2乗検定）（3章）
- スケール
  - 正規分布
    - Yes
      - 母SD
        - 既知
          - 等しい → Z 検定−1（2-C-1）
          - 等しくない → Z 検定−2（2-C-2）
        - 未知
          - 分散（F 検定 2-C-3）
            - 等しい → Student の t 検定（2-C-3-1）
            - 等しくない → Welch の t 検定（2-C-3-2）
    - No → 平均ランク検定（Mann-Whitney の U 検定）（2-C-4）
- 順序 → 平均ランク検定（Mann-Whitney の U 検定）（2-C-4）

1. 母SDが既知で等しい場合：Z検定−1

2群の母SDが同じで，そのSD（母標準偏差）がわかっている場合に次の式を用いて両者の平均値の差を検定する．

σ：母標準偏差
$\bar{x}$：集団1の平均値　　n_x：集団1のデータ数
$\bar{y}$：集団2の平均値　　n_y：集団2のデータ数

$$z = \frac{(\bar{x}-\bar{y})}{\dfrac{\sigma}{\sqrt{\dfrac{n_x n_y}{n_x+n_y}}}} \qquad A=|Z|$$

統計仮説；平均値は等しい（$Z=0$）．

Zは正規分布をするので，次の表のように統計的判断は 2-A-1-1）と同様になる．

Aの範囲	1.96未満	1.96以上〜2.58未満	2.58以上〜3.30未満	3.30以上
統計的判断	有意差なし	有意差あり	有意差あり	有意差あり
表記	NS	$p<0.05$	$p<0.01$	$p<0.001$

・Z検定−1：
計算式の異なる種類のZ検定があるので便宜上区別している

2. 母SDは既知であるが等しくない場合：Z検定−2

2群の母SDが異なっており，そのSD（母標準偏差）がそれぞれわかっている場合に次の式を用いて両者の平均値の差を検定する．

σ_x：集団1が属する母集団のSD　　σ_y：集団2が属する母集団のSD
$\bar{x}$：集団1の平均値　　n_x：集団1のデータ数
$\bar{y}$：集団2の平均値　　n_y：集団2のデータ数

$$z = \frac{(\bar{x}-\bar{y})}{\sqrt{\dfrac{\sigma_x^2}{n_x}+\dfrac{\sigma_y^2}{n_y}}} \qquad A=|Z|$$

統計仮説；平均値は等しい（$Z=0$, $A=0$）．

この統計的判断も前項 2-C-1 と同様である．

・Z検定−2

3. 等分散性の検定（F検定）

2群が属する母集団の分散が等しいかどうかを調べる検定である．分散比の検定ともいう．2群の分散が等しいと，分散比は1となる．

ここで，n_x：集団1のデータ数，V_x^*：集団1の不偏分散，n_y：集団2のデータ数，V_y^*：集団2の不偏分散，とすると

・F検定

・自由度
・不偏分散：母分散の不偏推定値

C. 独立した標本の比較

$$F=V_x^*\div V_y^* \quad 自由度：n_1=n_x-1, \ n_2=n_y-1$$

または，

$$F=V_y^*\div V_x^* \quad 自由度：n_1=n_y-1, \ n_2=n_x-1$$

検定結果については，出力結果の確率をみて判断する．確率が 0.05 以上なら Student の t 検定を，0.05 未満で有意差があれば Welch の t 検定に進む．

1) 母分散は未知で F 検定で分散が等しいと判断された場合（Student の t 検定）

・Student の t 検定

2 つの集団に共通な不偏分散（V_c^*）を求めてから計算する．

$\bar{x}$：集団 1 の平均値　　n_x：集団 1 のデータ数
$\bar{y}$：集団 2 の平均値　　n_y：集団 2 のデータ数
V_c^*：共通の不偏分散　　V_x^*：集団 1 の不偏分散
V_y^*：集団 2 の不偏分散

$$V_x^*=\frac{\sum(x_i-\bar{x})^2}{n_x-1} \quad V_y^*=\frac{\sum(y_i-\bar{y})^2}{n_y-1}$$

$$V_c^*=\frac{(n_x-1)V_x^*+(n_y-1)V_y^*}{n_x+n_y-2}$$

$$t=\frac{(\bar{x}-\bar{y})}{\frac{\sqrt{V_c^*}}{\sqrt{\frac{n_x n_y}{n_x+n_y}}}} \quad 自由度：\phi=n_x+n_y-2$$

統計仮説：平均値は等しい（$t=0$）．

検定結果については，出力結果の確率をみて判断する．確率が 0.05 未満であれば，有意差ありと判断する．有意差がある場合は，どちらが大きいかを調べる．

2) 母分散は未知で F 検定で分散が等しくないと判断された場合（Welch の t 検定）

・Welch の t 検定

F 検定で 2 群の母分散が異なっていると判断された場合は，それぞれの不偏分散を使って計算する．

$\bar{x}$：集団 1 の平均値，$\bar{y}$：集団 2 の平均値，V_x^*：集団 1 の不偏分散，V_y^*：集団 2 の不偏分散，n_x：集団 1 のデータ数，n_y：集団 2 のデータ数，ϕ：自由度である．

$$V_x^*=\frac{\sum(x_i-\bar{x})^2}{n_x-1}$$

$$V_y^* = \frac{\sum(y_i - \bar{y})^2}{n_y - 1}$$

$$t = \frac{(\bar{x} - \bar{y})}{\sqrt{\dfrac{V_x^*}{n_x} + \dfrac{V_y^*}{n_y}}}$$

自由度は，$c = \dfrac{\dfrac{V_x^*}{n_x}}{\dfrac{V_x^*}{n_x} + \dfrac{V_y^*}{n_y}}$ とすると，

$$\phi = \frac{1}{\dfrac{c^2}{n_x - 1} + \dfrac{(1-c)^2}{n_y - 1}}$$ となる．

統計仮説：平均値は等しい（$t = 0$）．

検定結果については，出力結果の確率をみて判断する．確率が0.05未満であれば，有意差ありと判断する．有意差がある場合は，どちらが大きいかを調べる．

例2.6　F検定の結果によるt検定

男女合計96人の赤血球数のデータが「rbc男女.txt」に登録されています．男女で差があるでしょうか？

①データを読み込みます．

```
> dat <- read.delim("rbc男女.txt")
> attach(dat)
```

②男女での赤血球数の等分散性を，F検定で調べます．

```
> var.test(rbc~sex)

        F test to compare two variances

data:  rbc by sex
F = 1.1725, num df = 32, denom df = 62, p-value = 0.5816
alternative hypothesis: true ratio of variances is not equal to 1
95 percent confidence interval:
 0.6551341 2.2287207
sample estimates:
ratio of variances
          1.17249
```

- 男女で，赤血球数の分散が等しいという仮説の確率はp-value$=0.5816$（p$\geq$0.05）で，有意差はありません．

③Studentのt検定を行います．

　統計仮説：赤血球平均値の男女差はない

```
> t.test(rbc~sex,var.equal=T)

        Two Sample t-test

data:  rbc by sex
t = -9.1142, df = 94, p-value = 1.406e-14
alternative hypothesis: true difference in means is not equal to 0
95 percent confidence interval:
 -65.05384 -41.78021
sample estimates:
mean in group F mean in group M
       452.4242         505.8413
```

- $p=1.406\times10^{-14}<0.001$　有意差あり
- 平均値（mean）を見ると，女性（F）：452.4242，男性（M）：505.8413 なので，男性が約 48 万/μL ほど多いことになります．
- もし，等分散が仮定できない場合の t.test では「var.equal＝F」として計算します．

問2.4　身長の男女比較（対応のない t 検定）

知的障害児施設に入所している 15～17 歳の男女 283 人のデータが「障害施設 .txt」に登録されています．性別（m：男，f：女）で身長に差があるでしょうか？

4．データが正規分布していない場合の独立した標本の比較：平均ランク検定（Mann-Whitney の U 検定）

　この平均ランク検定も，独立した 2 群の比較をするための方法である．しかし，この方法は，2 群の平均値に基づくものではなく，ランク（順位）に基づく検定法である．

　データ数 m と n の X, Y の 2 群の試料がある．2 群のデータを一緒にしてその大きさにしたがって $1, 2, \cdots, m+n$ までのランクを与え整理する．同位のランクがある場合にはその平均ランクを各々に与える．全体の平均ランクは，

$$(m+n+1)\div 2$$

である．

　「X 群と Y 群に差がない」という仮説の下では，X 群の平均ランクと Y 群の平均ランクが全体の平均ランクと等しくなる．

　統計仮説：平均ランクは等しい．

　検定結果については，出力結果の確率をみて判断する．確率が 0.05 未満であれば，有意差ありと判断する．有意差がある場合は，どちらが大きいかを調べる．

- 平均ランク検定
- Mann-Whitney の U 検定：Willcoxon のランク和検定ともいわれる．

例 2.7 Mann-Whitney の U 検定

健診で要医療（要精密検査）と判定された人 1,925 人のデータが「iryou.txt」として登録されています．その後に受療（jyuryou）しなかった群（0）と，した群（1）との間で，喫煙状態（kituen 1：吸わない，2：止めた，3：吸う），1日の喫煙本数（honsuu），1週間の飲酒量（insyu），1日の食事回数（syokuji）に差があるでしょうか？

〈解説〉

①データを読み込みます．

```
> dat <- read.delim("iryou.txt")
> attach(dat)
```

② U 検定を 4 回行います．

R ではウイルコクソンのランク和検定（Willcoxon rank sum test）とよばれています．

統計仮説：受診者と非受診者で，4つの生活習慣とも差がない

受療状態と喫煙状態でウィルコクソンのランク和検定を行います．

```
> wilcox.test(kituen~jyuryou)

        Wilcoxon rank sum test with continuity correction

data:  kituen by jyuryou
W = 531690, p-value = 3.293e-11
alternative hypothesis: true location shift is not equal to 0
```

③1日の受療状態と喫煙本数でウィルコクソンのランク和検定を行います．

```
> wilcox.test(honsuu~jyuryou)

        Wilcoxon rank sum test with continuity correction

data:  honsuu by jyuryou
W = 531780, p-value = 1.144e-09
alternative hypothesis: true location shift is not equal to 0
```

④受療状態と1週間の飲酒量でウィルコクソンのランク和検定を行います．

```
> wilcox.test(insyu~jyuryou)

        Wilcoxon rank sum test with continuity correction

data:  insyu by jyuryou
W = 519470, p-value = 4.995e-08
alternative hypothesis: true location shift is not equal to 0
```

⑤受療状態と1日の食事回数でウィルコクソンのランク和検定を行います．

```
> wilcox.test(syokuji~jyuryou)

        Wilcoxon rank sum test with continuity correction

data:  syokuji by jyuryou
W = 397540, p-value = 1.841e-07
alternative hypothesis: true location shift is not equal to 0
```

- いずれも，有意差がありました．どのように差があるかを調べましょう．
- 残念ですが，Rのウイルコクソンランク和検定では比較群ごとの平均ランクを出力してくれません．少し手間ですが，喫煙状態，喫煙本数，飲酒量，食事回数のランク変数をつくってから，受療群と非受療群での平均ランクを比較します．

⑥まず，ランク変数をつくり，できていることを確認します．

```
> dat$kituen_r <- rank(kituen)
> dat$honsuu_r <- rank(honsuu)
> dat$insyu_r <- rank(insyu)
> dat$syokuji_r <- rank(syokuji)
> head(dat)
  jyuryou kituen honsuu sisuu insyu syokuji undou suimin haiben seibetu
1       1      1      1     0     0       2     3    2    7.5      1       1
2       0      1      0     0     1       2     0    7.0    1       1
3       0      3     10   150     2       3     0    8.0    1       1
4       1      2     40  1600     0       3     0    7.0    1       1
5       1      2     40  1600     0       3     0    7.0    1       1
6       0      2     20   280     1       3     0    7.0    2       1
  nenrei kituen_r honsuu_r insyu_r syokuji_r
1     64    371.0    368.0  1626.5      1025
2     27    371.0    368.0   843.5       102
3     33   1451.0    854.5  1626.5      1025
4     63    862.5   1822.0   177.0      1025
5     63    862.5   1822.0   177.0      1025
6     35    862.5   1262.5   843.5      1025
```

⑦次に非受療群（dat0）と受療群（dat1）のサブデータをつくります．

```
> dat0 <- subset(dat,jyuryou==0)
> dat1 <- subset(dat,jyuryou==1)
```

⑧この2つの群ごとにランク平均を計算します．

```
> summary(dat0$kituen_r)
   Min. 1st Qu.  Median    Mean 3rd Qu.    Max.
    371     371    1451    1040    1451    1920
> summary(dat1$kituen_r)
   Min. 1st Qu.  Median    Mean 3rd Qu.    Max.
  371.0   371.0   862.5   893.1  1451.0  1925.0
```

- 非受療群（dat0）の方が平均ランク（Mean）が大きくなっています．
- 喫煙状態（kituen）が，1：吸わない，2：止めた，3：吸う，とコード化されていますから，非受療群では「吸う」側に寄っていることがわかります．

```
> summary(dat0$honsuu_r)
   Min. 1st Qu.  Median    Mean 3rd Qu.    Max.
    368     368    1262    1039    1528    1914
> summary(dat1$honsuu_r)
   Min. 1st Qu.  Median    Mean 3rd Qu.    Max.
  368.0   368.0   854.5   894.0  1262.0  1925.0
```

⑨非受療群のほうが，1日の喫煙本数が多いことがわかりました．

```
> summary(dat0$insyu_r)
   Min. 1st Qu.  Median    Mean 3rd Qu.    Max.
  177.0   843.5   843.5  1027.0  1626.0  1921.0
> summary(dat1$insyu_r)
   Min. 1st Qu.  Median    Mean 3rd Qu.    Max.
  177.0   843.5   843.5   905.2  1626.0  1925.0
```

⑩非受療群のほうが，飲酒量が多いことがわかりました．

```
> summary(dat0$syokuji_r)
   Min. 1st Qu.  Median    Mean 3rd Qu.    Max.
    2.5  1025.0  1025.0   927.6  1025.0  1925.0
> summary(dat1$syokuji_r)
   Min. 1st Qu.  Median    Mean 3rd Qu.    Max.
    2.5  1025.0  1025.0   995.0  1025.0  1920.0
```

- 非受療群のほうが，食事回数が少ないことがわかりました．
- たぶん朝食を食べない人が多いのだと思われます．

問2.5　研修受講率に対する管理職の影響（Mann-Whitney の U 検定）

知的障害関係施設におけるスーパービジョンの実施状況を調査しました．その結果，管理職がスーパービジョンに関する研修を受けている施設（sv 研修＝1：122 施設）の個別スーパービジョン得点（個別 sv：一般職員に対し個別スーパービジョンを行っているほど高い得点になる）の平均点は 26.6 点，管理職が研修を受けていない施設（sv 研修＝0：112 施設）の個別スーパービジョン得点（個別 sv）は 23.2 点でした．管理職が研修を受けている施設のほうが，統計的有意にスーパービジョンを多く行っていると言えるでしょうか？　なお，得点の分布は正規分布をしていません．データセットは「sv 研修 .txt」です．

　注）スーパービジョン調査：この調査では，施設の管理職が一般職員に施設運営の目標，施設を取り巻く社会情勢，施設職員としての規則の遵守やマナー，施設における危機管理などについて，教えたり，助言したりしているかどうかを調査しました．

第3章 関係を調べる

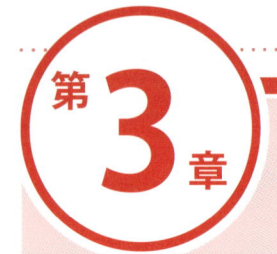

医療分野において，データAとデータBとの関係について調べることがしばしばある．たとえば，早起きと健康との関係，運動量と体力の関係，性別と介護に対する意識との関係など，関連性に注目が集まることはいろいろである．

データ尺度がスケールや順序で，変数Aが大きくなれば変数Bも大きくなる，その逆に変数Aが大きくなるにつれて変数Bが小さくなる，といった関係が認められる場合がある．他方，データ尺度が名義で，変数AもBもいくつかのカテゴリーに別れ，そのクロス集計から関係が認められる場合もある．

ここでは，Ⓐ2変量の統計，Ⓑ順序およびスケール尺度データの統計図表と相関係数および回帰式，Ⓒ名義尺度データの統計表と検定，Ⓓ ROC 曲線，について事例を使って学習する．

A 2 変量の統計

1. 基本統計量

データ尺度がスケールの場合の基本統計量に関して，各変量の統計量に加えて，2変量による統計量の数式による表し方を示す．

1) 平方和と積和

$S'_x = \sum x_i^2$　　　　　x の平方和
$S'_y = \sum y_i^2$　　　　　y の平方和
$S'_{xy} = \sum (x_i \times y_i)$　　　x と y の積和

・平方和
・積和

2) 修正ずみ平方和と積和

平均値を引いて計算すると修正ずみとなる．

$S_x = \sum (x_i - \bar{x})^2$　　　　　　x の修正ずみ平方和
$S_y = \sum (y_i - \bar{y})^2$　　　　　　y の修正ずみ平方和
$S_{xy} = \sum \{(x_i - \bar{x}) \times (y_i - \bar{y})\}$　x と y の修正ずみ積和

3) 分散と共分散

$V_x = S_x \div n$　　　　　x の分散

・分散
・共分散

$V_y = S_y \div n$　　　　　　　　y の分散

$V_{xy} = S_{xy} \div n$　　　　　　　x と y の共分散

4) 不偏分散と不偏共分散

・不偏分散
・不偏共分散

$V_x^* = S_x \div (n-1)$　　　　　x の不偏分散

$V_y^* = S_y \div (n-1)$　　　　　y の不偏分散

$V_{xy}^* = S_{xy} \div (n-1)$　　　x と y の不偏共分散

B　順序およびスケール尺度データの統計図表と相関係数および回帰式

1. クロス集計表と箱ひげ図

順序尺度または名義尺度データの 2 変数の関係を示すためにクロス集計表が使われる．各変量を行と列にして，表内には各行と列に対応する人数が入る．1 つの変量が順序尺度または名義尺度データで，もう 1 つの変量がスケール尺度データのときには箱ひげ図が使われる．横軸に順序尺度または名義尺度データをとり，縦軸をスケール尺度データにする．

・クロス集計表

・箱ひげ図

例 3.1　関係を示す統計図表

前にも使ったデータセット「意識 .txt」を例にします．

〈解説〉

「介護保険が導入される前の社会福祉に対する意識」を調査する試験の結果を，年代で比較してみましょう．変数は，福祉に対する意識クイズの得点：quiz，性別：sex（1：男，2：女），年齢 3 階級：age3，（1：20・30 歳代，2：40・50 歳代，3：60・70 歳代）です．

このクイズの得点が高いほど，福祉に対する理解があるという調査です．

①データを読み込みます．

```
> dat <- read.delim("意識.txt")
> attach(dat)
```

②クロス集計表：table（行，列）

性別（sex）を行に，クイズの得点（quiz）を列にした表をつくります．

```
> table(sex,quiz)
    quiz
sex  0  1  2  3  4  5  6  7  8
  1  5  3  1  5  6 12 27 17  4
  2  8  5  3 10 14 29 32 21 11
```

③箱ひげ図：boxplot（量的変数～群分け変数）

クイズの得点（quiz）を 3 つの年齢階級で比較します．

```
> boxplot(quiz~age3)
```

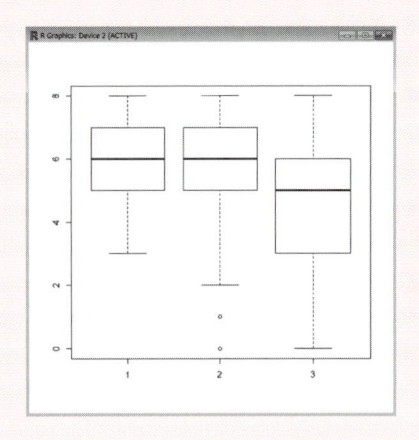

- X軸：1：20・30歳代，2：40・50歳代，3：60・70歳代
- Y軸：福祉クイズの得点（0～8）
- 20・30歳代と40・50歳代での25%タイル値，中央値，75%タイル値は同じですが，60・70歳代ではいずれも低くなっています．この調査は介護保険導入前に行われており，高齢者では「人のお世話になる」ことへの遠慮や「他人が家に入る」ことに抵抗があったと思われます．

2. 散布図と Pearson の相関係数

2つの変数がスケール尺度データのときには，関係をみる図として散布図が使われる．原因と考えられる変数を横軸（X）に，結果と考えられる変数を縦軸（Y）にとる．この中に各データをプロットしたものが散布図で，この関係を数値で表現するのが Pearson（ピアソン）の相関係数（r）である．2変量の共分散を2変量の標準偏差の積で除したものであり，次の式により算出する．

・Pearson の相関係数

$$r=\frac{\sum(x_i-\bar{x})(y_i-\bar{y})}{\sqrt{\sum(x_i-\bar{x})^2\times(y_i-\bar{y})^2}}=\frac{S_{xy}}{\sqrt{S_x\cdot S_y}}$$

r が -1〜0 のときは負（逆）相関といい，r が 0〜1 のときは正（順）相関とよぶ．r が $+1$ に近いほど高い正の相関があるといい，-1 に近いほど高い負の相関があるという．r が 0 であれば，2変量間に相関関係がまったくないことを意味している．

また，相関係数 r の有意差の検定は次の式で行う．

$$t=r\times\frac{\sqrt{n-2}}{\sqrt{1-r^2}} \qquad 自由度：n-2$$

統計仮説：相関係数（r）$=0$（$t=0$）

この仮説はデータ（X_i, Y_i）が2次元正規分布していることを前提と

している.

　統計仮説が否定されて相関係数が有意であれば，その直線的な関係を示す回帰式を計算することができる．その計算は，次のようにして行われている．散布図の各観察値より Y 軸に平行にその直線に下ろした線の距離の 2 乗和が最小となるような直線が，求められる回帰式である.

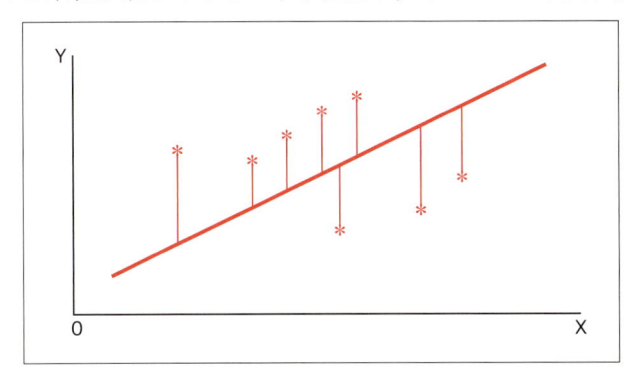

　各観察値の座標を (X_i, Y_i) とすると，求められる回帰直線の方程式は次のようになる.

$$Y = aX + b$$

ここで,

$$a = S_{xy} \div S_x$$
$$b = \bar{y} - a \times \bar{x}$$

　この式は，X から Y を予測する場合の平均誤差が最も小さくなる式である.

例 3.2　散布図と相関係数および回帰式

成人 122 名の赤血球数（rbc）とヘモグロビン値（hgb）の関係を調べます.

〈解説〉

データは「rbchgb.txt」として登録されています.

①データを読み込みます.

```
> dat <- read.delim("rbchgb.txt")
> attach(dat)
```

②散布図を描きます.

```
> plot(rbc,hgb)
```

③Pearson の相関係数を求めます.

　相関係数を求める関数は「cor.test」で，method で pearson を指定します.

　統計仮説：（赤血球数とヘモグロビン値）相関係数＝0

```
> cor.test(rbc,hgb,method=c("pearson"))

        Pearson's product-moment correlation

data:  rbc and hgb
t = 13.529, df = 120, p-value < 2.2e-16
alternative hypothesis: true correlation is not equal to 0
95 percent confidence interval:
 0.6954998 0.8390247
sample estimates:
      cor
0.7771763
```

- 相関係数　0.7771763（95%信頼区間　0.6954998〜0.8390247）
- 有意な相関です．$p-value=2.2×10^{-16}$（$p<0.001$）
- Pearson の相関係数が有意なので回帰直線を求めます．

④回帰分析と結果出力

- 出力変数＝lm（従属変数〜独立変数，データ名），summary（出力変数）→詳細結果出力
- lm（従属変数〜独立変数，データ名）→簡易結果出力

検定の帰無仮説：Y 切片＝0　直線式の係数＝0

```
> reg <- lm(hgb~rbc,dat)
> summary(reg)

Call:
lm(formula = hgb ~ rbc, data = dat)

Residuals:
    Min      1Q  Median      3Q     Max
-3.5363 -0.4079  0.0283  0.4122  1.9343

Coefficients:
             Estimate Std. Error t value Pr(>|t|)
(Intercept) 2.718468   0.972550   2.795   0.00604 **
rbc         0.026427   0.001953  13.529  < 2e-16 ***
---
Signif. codes:  0 '***' 0.001 '**' 0.01 '*' 0.05 '.' 0.1 ' ' 1

Residual standard error: 0.8018 on 120 degrees of freedom
Multiple R-squared:  0.604,     Adjusted R-squared:  0.6007
F-statistic:   183 on 1 and 120 DF,  p-value: < 2.2e-16
```

- 回帰式　hgb＝2.718468＋0.026427×rbg
- 回帰式の定数項＝0 の検定　Pr＝0.00604（$p<0.01$）　有意差あり
- 回帰式の係数＝0 の検定　Pr＝$2×10^{-16}$（$p<0.001$）　有意差あり

⑤散布図を描き，回帰式を追加します．

```
> plot(rbc,hgb)
> abline(reg,col="red")
```

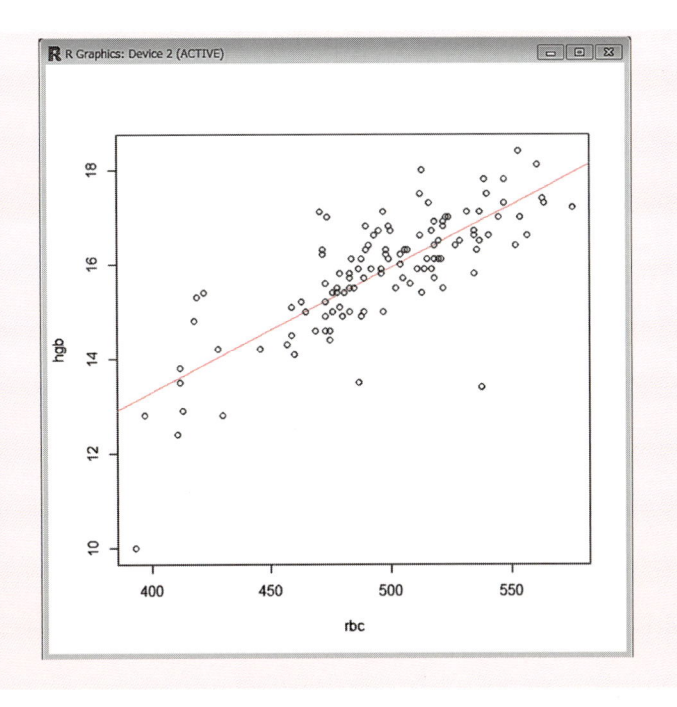

問 3.1 身長と体重の関係（散布図，相関係数）

知的障害児施設に入所している 15～17 歳の男女 283 人の身長と体重の散布図を描いて，Pearson の相関係数の計算と検定をして，散布図に回帰式を追加してください．データは前にも使った「障害施設 .txt」に入っています．

3. Spearman の相関係数（順位相関係数）

変量 x, y がともに順序尺度である場合，測定値（変量）の大小の順位に基づく相関係数を用いる．ここでは，Spearman（スピアマン）の順位相関係数について述べる．

・Spearman の順位相関係数

n 個の個体について，それぞれ 2 種類の計測がなされていて，その測定値の組を $(x_i, y_i : i=1, 2\cdots, n)$ とし，x, y のそれぞれにつけた大きさの順位を (R_{1i}, R_{2i}) とするとき，間隔尺度の測定値を順位に置き換えた

$$\rho = \frac{\sum (R_{1i}-\overline{R_1}) \times (R_{2i}-\overline{R_2})}{\sqrt{\sum (R_{1i}-\overline{R_1})^2 \times (R_{2i}-\overline{R_2})^2}}$$

を Spearman の順位相関係数とよぶ．

また，相関係数 r_s の有意差検定は次の式で行う．

$$t = \rho \times \frac{\sqrt{n-2}}{\sqrt{1-\rho^2}} \qquad 自由度：n-2$$

統計仮説：相関係数 $(\rho) = 0 (t=0)$

この仮説では，データ (x_i, y_i) および順位 (R_{1i}, R_{2i}) の 2 次元正規分布の前提を必要としない．

例 3.3　肥満度と循環器判定（クロス集計表と Spearman の相関係数）

成人 169 人の肥満度と循環器判定の関係を調べます．データセットは「junkan.txt」です．

〈解説〉

年代（nenrei）：5 歳刻みの年齢

性別（seibetu）：1：男，2：女

肥満度（himan）：−2：やせすぎ，−1：やせぎみ，0：普通，1：太りぎみ，2：太りすぎ

循環器判定（junkan）：0：以上認めず，2：要指導，3：要医療

　　　　　　　　　　　（1 は再検査なのですが，最終結果には含まれません）

肥満度と循環器判定は順序尺度なので，クロス集計表と Spearman の順位相関が適切です．

①データを読み込みます．

```
> dat <- read.delim("junkan.txt")
> attach(dat)
```

②テーブル（人数）を作成して，確認します．

```
> tbl <- table(himan,junkan)
> tbl
     junkan
himan  0  2  3
   -2 12  3  1
   -1 15  8  0
    0 39 28 11
    1 14  9  2
    2  6 13  8
```

③行の％も次のようにして求めることができます．

```
> round((tbl/apply(tbl,1,sum))*100,1)
     junkan
himan    0    2    3
   -2 75.0 18.8  6.2
   -1 65.2 34.8  0.0
    0 50.0 35.9 14.1
    1 56.0 36.0  8.0
    2 22.2 48.1 29.6
```

- Apply 関数でテーブル名（tbl），行（1），合計（sum）を指定して各行の合計を計算します．
- テーブルを割ると，テーブルの各要素の計算が行われます．
- 100 を掛けて，小数点 1 桁で四捨五入（round）します．
- 肥満度が高まるに従って，循環器判定が悪い方へシフトしているようです．
- 統計仮説：肥満度は循環器疾患判定に影響しない　順位相関係数＝0

④Spearman の相関係数を求めます．

　スクリプトは Pearson の相関係数を求める際の「cor.test」と同じですが，method で spearman を指定します．

```
> cor.test(junkan,himan,method=c("spearman"))

        Spearman's rank correlation rho

data:  junkan and himan
S = 587890, p-value = 0.0004014
alternative hypothesis: true rho is not equal to 0
sample estimates:
      rho
0.269196


Warning message:
In cor.test.default(junkan, himan, method = c("spearman")) :
  Cannot compute exact p-value with ties
```

- Spearman の順位相関係数(rho)は 0.269196 で有意です.
- p-value=0.0004014(p<0.001)

問 3.2 理解能力と表現能力の関係(クロス集計表,順位相関係数)

知的障害施設に入所している 15〜17 歳の男女 286 人の理解能力と表現能力のクロス集計表を作成して,Speaman の順位相関の計算と検定をしてください.

データは「障害施設.txt」に登録されています.

理解能力 1:どんな方法で働きかけても全くわからない
　　　　 2:なんらかの方法で働きかけると多少は理解する
　　　　 3:簡単な言葉や身振りなどを理解する
　　　　 4:日常会話を理解する

表現能力 1:意志表示が全くないようだ
　　　　 2:意味はわからないが声や身振りで表現する
　　　　 3:意図した身振りやサインで表現する
　　　　 4:単語で表現する
　　　　 5:2 語文で表現する
　　　　 6:文章で表現する

C 名義尺度データの統計表と検定

関係を調べるといっても,前述のようにデータ尺度がスケールや順序の場合ばかりではない.データ尺度が名義のときにも,関連性を調べる必要性は頻繁に起こってくるだろう.

1. 対応のない 2 群の比率を比較する

まず,各変量が 2 つずつのカテゴリに分かれる場合を考える.このクロス集計表に,各カテゴリの部分集計(周辺度数とよばれる)を入れた

ものは2×2分割表とよばれる（下表）．

	A群	B群	計
陰性	a^-人	b^-人	a^-+b^- (**N**) 人
陽性	a^+人	b^+人	a^++b^+ (**P**) 人
計	a^-+a^+人 (**A**) 人	b^-+b^+人 (**B**) 人	$a^-+b^-+a^++b^+$人 (**T**) 人

「2群間で反応結果に差がない」という仮説の下での理論人数は，次頁の表のようになる．

	A群	B群	計
陰性	$A\times\dfrac{N}{T}$人	$B\times\dfrac{N}{T}$人	a^-+b^- (**N**) 人
陽性	$A\times\dfrac{P}{T}$人	$B\times\dfrac{P}{T}$人	a^++b^+ (**P**) 人
計	a^-+a^+人 (**A**) 人	b^-+b^+人 (**B**) 人	$a^-+b^-+a^++b^+$人 (**T**) 人

（実人数と理論人数の差の2乗÷理論人数）の和を計算する．この値は，仮説の下でカイ2乗（自由度＝1）という確率分布をすることが知られている． ・自由度

$$カイ2乗(\chi^2)=\sum\frac{(実人数-理論人数)^2}{理論人数}$$

・カイ2乗：χ^2

4つのセルについて足し算をする．

実人数と理論人数の差は誤差と考えられ正規分布が想定される．正規変量の2乗の和はカイ2乗分布となる．

統計仮説：比率が等しい（$\chi^2=0$）．

今回の計算結果が5%未満の珍しい出来事ならば，仮説の下で珍しいことが起こったと考えるより，仮説が違っていたものと判断する．なお，自由度が1の場合，χ^2が3.84，6.64，10.83以上となる確率はそれぞれ0.05，0.01，0.001である．

カイ2乗分布は連続量に対する分布であるので，2×2分割表内の理論人数が5未満の場合は離散量のための誤差が大きくなる．このため，Yatesの連続性補正（continuity correction）が必要となる． ・Yatesの連続性補正

$$連続修正カイ2乗=\sum\frac{\left(|実人数-理論人数|-\frac{1}{2}\right)^2}{理論人数}$$

・連続修正カイ2乗

4つのセルについて足し算をする．

分布型を想定せずに実現値以上の偏りの発生確率を直接計算することもできる．これをFisherの直接確率計算法という．

$$\text{Fisher の直接確率} = \sum \frac{A!\ B!\ N!\ P!}{a^+!\ a^-!\ b^+!\ b^-!\ T!} \quad (!は階乗)$$

・Fisher の直接確率計算法

標本データの周辺度数を固定し，2×2 表内の人数について，あらゆる可能性のある表をつくる．各表について Fisher の直接確率を計算する．

例 3.4　避妊教育の性差（2×2 表）

大学生の男性 27 人，女性 33 人，合計 60 人に避妊教育を受けたことがあるかどうかを聞いたところ，右の結果でした．男女差があるか検定をしてください．
データセットは「hinin.txt」です．

	男性	女性	計
いいえ	4	9	13
はい	23	24	47
計	27	33	60

〈解説〉

変数　性別（seibetu）：1：男性，2：女性
　　　教育（kyouiku）：0：いいえ，1：はい
　　　人数（dosu）：各カテゴリーの人数

①データを読み込みます．

```
> dat <- read.delim("hinin.txt")
> attach(dat)
```

②2×2 表を教育と性別で作成します．

```
> tbl<-table(kyouiku,seibetu)
> tbl
       seibetu
kyouiku  1  2
      0  4  9
      1 23 24
```

③男女で「はい」と「いいえ」の回答比率が等しいかどうかを検定します．

　統計仮説：男女の回答比率は等しい

```
> chisq.test(tbl)

        Pearson's Chi-squared test with Yates' continuity correction

data:  tbl
X-squared = 0.72311, df = 1, p-value = 0.3951
```

- Yates の連続性補正カイ 2 乗＝0.72311　自由度＝1　p＝0.3951≧0.05　有意差なし
  サンプルが少ない場合，カイ 2 乗検定を行うと，R では自動的に Yates の連続性補正が行われます．

④フィッシャーの直接確率も計算してみましょう.

```
> fisher.test(tbl)

        Fisher's Exact Test for Count Data

data:  tbl
p-value = 0.348
alternative hypothesis: true odds ratio is not equal to 1
95 percent confidence interval:
 0.0923986 1.9794958
sample estimates:
odds ratio
 0.4695991
```

- Fisherの直接確率＝0.348≧0.05　有意差なし
- Fisherの直接確率が計算されたときには，より正確なので最終的にこちらを使います．オッズ比（odds ratio）も計算されますが，ここでは関係ありません（4章B-2参照）．

　1つのセル（たとえばA群の陰性）に注目して，標本の人数が理論人数より少ないときには，人数を減らしていき，0人になるまで2×2表に対するFisherの直接確率をすべて足し算したものが片側検定の有意確率である．さらにこの場合に，「理論人数－標本人数」を理論人数に加えた人数より増やしていき，最大になるまで2×2表に対するFisherの直接確率をすべて足し算したものも加えると両側検定の有意確率になる．

例3.4 では以下のようになる.

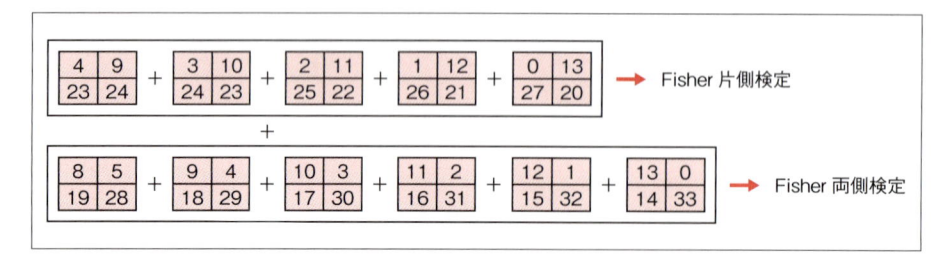

4	9		3	10		2	11		1	12		0	13
23	24	+	24	23	+	25	22	+	26	21	+	27	20

→ Fisher 片側検定

＋

8	5		9	4		10	3		11	2		12	1		13	0
19	28	+	18	29	+	17	30	+	16	31	+	15	32	+	14	33

→ Fisher 両側検定

例3.5　肥満と循環器判定の関連性（大きな表）

前にも使ったデータセット「junkan.txt」に登録されている肥満度と循環器判定の関連性を検定してみましょう.

〈解説〉

①データを読み込みます.

```
> dat <- read.delim("junkan.txt")
> attach(dat)
```

②クロス集計表をつくります.

```
> tbl<-table(junkan,himan)
```

③クロス集計表を確認します.

```
> tbl
       himan
junkan -2 -1  0  1  2
     0 12 15 39 14  6
     2  3  8 28  9 13
     3  1  0 11  2  8
```

- 循環器判定3段階を行に，肥満判定5段階を列にした3×5クロス集計表です.

④カイ2乗検定を行います．

統計仮説：どの肥満度でも循環器判定比率は同じ

```
> chisq.test(tbl)

        Pearson's Chi-squared test

data:  tbl
X-squared = 19.523, df = 8, p-value = 0.0123

 警告メッセージ：
 chisq.test(tbl) で：   カイ自乗近似は不正確かもしれません
```

- 一応，計算されていますが，「不正確かもしれません」と注意が表示されています.
- 元のテーブルを見ると，人数の少ないところ（5未満）が4セルあります．
- Rでは2×2表なら連続性補正が可能なのですが，行または列が3以上なら補正されません．

⑤Fisherの直接確率を計算します．統計仮説はカイ2乗検定と同じです．

```
> fisher.test(tbl)
 fisher.test(tbl) でエラー: FEXACT error 7.
LDSTP is too small for this problem.
Try increasing the size of the workspace.
```

- エラーとなり，計算がされません．

⑥クロス集計表のサイズを小さくして，各セルの人数を増やします．ここでは，行を3行から2行に減らすため，循環器判定2（要指導）と3（要医療）を同じカテゴリーにした変数junkan2をつくります．junkanは0, 2, 3なので，2で割った整数部分は0→0, 2または3→1となります．trunc関数を使って，計算で循環器判定を2カテゴリーに変換します．

```
> dat$junkan2 <- trunc(junkan/2)
> attach(dat)
```

⑦2カテゴリー化された循環器判定と肥満度で新しい2×5クロス集計表をつくります．

```
> tbl<-table(junkan2,himan)
> tbl
        himan
junkan2 -2 -1  0  1  2
      0 12 15 39 14  6
      1  4  8 39 11 21
```

C. 名義尺度データの統計表と検定　67

⑧新しい表でカイ2乗検定を行います．Fisherの直接確率も計算します．

```
> chisq.test(tbl)

        Pearson's Chi-squared test

data:  tbl
X-squared = 14.775, df = 4, p-value = 0.005191

> fisher.test(tbl)

        Fisher's Exact Test for Count Data

data:  tbl
p-value = 0.00464
alternative hypothesis: two.sided
```

- 今度は，カイ2乗検定もFisherの直接確率も正しく行われました．
- Fisherの直接確率を優先して使います．
- p-value＝0.00464（$p<0.01$）有意差あり
- 肥満度が上がると循環器判定が悪くなります．
- 第3章 例3.3 を参考に，セルの中身を％に変換するとよくわかります．

2. 母比率との比較

手持ちデータと教科書などに掲載されている百分率とを比較し，一致度の検定を行うことも可能である．一般に下の表のようになる．これは，2章 A-2-1）と同じ手法である．

	手持ちデータ	既知の割合
陰性	a^-件	n
陽性	a^+件	p
計	A件	1.0

「手持ちデータの百分率は既知のものと等しい」という仮説の下での理論値は，次のようになる．

	手持ちデータ	理論値
陰性	a^-件	A×n 件
陽性	a^+件	A×p 件
計	A件	A 件

ここで，

$$\frac{(a^- - A\times n)^2}{A\times n} + \frac{(a^- - A\times p)^2}{A\times p}$$ も自由度1のカイ2乗分布をする．

例3.6 性行動比率の過去との比較（母比率との比較）

大学生男女60人に「性行動の経験があるか」を聞いたところ，「はい」が37人，「いいえ」が23人でした．7年前には「はい」が26％，「いいえ」が74％でした．7年前に比べて大学生の性行動経験が増えていると考えてよいでしょうか．

〈解説〉

データセットは「keiken.txt」です．

変数　経験（keiken）：0：なし，1：あり
　　　人数（dosu）

①データを読み込みます．

```
> dat <- read.delim("keiken.txt")
> attach(dat)
```

②データセットを表示します．

```
> dat
  keiken dosu
1      0   23
2      1   37
```

③人数（dosu）の比率を新しい変数pctとして追加します．

```
> dat$pct=dosu/sum(dosu)
> dat
  keiken dosu       pct
1      0   23 0.3833333
2      1   37 0.6166667
```

④7年前の比率との比較をカイ2乗検定で行います．

統計仮説：今回と7年前の比率は等しい

```
> chisq.test(dosu,p=c(0.74,0.26))

        Chi-squared test for given probabilities

data:  dosu
X-squared = 39.671, df = 1, p-value = 3.006e-10
```

- カイ2乗＝39.671　自由度＝1　p-value＝3.00×10^{-10}（$p<0.001$）　有意差あり
- 今回と7年前の比率を比べると，今回のほうが有意に増えていると判断できます．

●診断精度関係用語●

	確定診断	
	陰性	陽性
検査 −	a	b
検査 +	c	d

＊ここでの検査とは，主訴，所見，検体検査，生体検査などを含みます．

診断精度について，下記の用語と式が使われます．

感度（sensitivity），真陽性率（true positive）	d/(b+d)
特異度（specificity），真陰性率（true negative）	a/(a+c)
偽陽性率（false positive）＝（1−特異度）	c/(a+c)
尤度比（likelihood ratio）＝（感度/偽陽性率）	[d(a+c)]/[c(b+d)]
偽陰性率（false negative）	b/(b+d)
有症率（prevalence）＝事前確率（prior probability）	(b+d)/(a+b+c+d)
事前オッズ（検査前の全体オッズ pre-odds）	(b+d)/(a+c)
陽性予測率（positive predictive value） 　＝事後確率（posterior probability）	d/(c+d)
事後オッズ（検査結果陽性者のオッズ post-odds）	d/c
陰性予測率（negative predictive value）	a/(a+b)
有効度（efficiency），正確度（accuracy）	(a+d)/(a+b+c+d)

複数の検査を組み合わせた場合の診断精度については，ベーズの定理が有名です．

ベーズの定理：n 項目検査後のオッズ $= \prod_{i=1}^{n}$ 検査$_i$ 前オッズ×検査$_i$ 尤度比

この式が成立するには，各検査が独立（相関係数＝0）している必要があります．独立していない場合は，検査後のオッズがこの式より小さくなります．

3. 対応のある2群の比率を比較する

2値データで対応のある場合の検定は，同じ人で，治療，訓練などの前後での変化を確かめるときに使う．一般に下表のようになる．

被検者	A	B	C	D	E	F	G	H	I	J
前	a_1	b_1	c_1	d_1	e_1	f_1	g_1	h_1	i_1	j_1
後	a_2	b_2	c_2	d_2	e_2	f_2	g_2	h_2	i_2	j_2

データが（−，＋）の場合は，下のような表にもなる．

		前 −	前 ＋
後	−	n^{--}人	n^{+-}人
後	＋	n^{-+}人	n^{++}人

「変化した件数に差がない」という仮説の下では，n^{+-}, n^{-+} の理論人数はともに $(n^{+-}+n^{-+})\div 2$ となる．これを L とすると，

$$(n^{+-}-L)^2 \div L + (n^{-+}-L)^2 \div L$$

は自由度1のカイ2乗に従う．L が5未満のときには連続性の補正も行って整理すると次のようになる．

$$(|n^{+-}-n^{-+}|-1)^2 \div (n^{+-}+n^{-+})$$

これは，McNemar（マクネマー）のカイ2乗検定とよばれている．

• McNemar（マクネマー）のカイ2乗検定

例 3.7 授業の効果（対応のある2群の比率を比較）

症例検索入門の授業では，コンピュータのデータベースを使って症例を検索し，該当患者のカルテを詳細にみることにより生きた知識に接することを試みていました．この前後にアンケートを実施して，学生のカルテに対する認識の変化を調べました．正しい認識をもつ学生を＋(1)，そうでない学生を－(0)としました．この結果（下表），授業によりカルテに対する認識はより正しくなったといえるでしょうか？

データセットは「jugyou.txt」です．

学生	A	B	C	D	E	F	G	H	I	J	K	L	M	N	O	P	Q	R
授業前	－	－	－	＋	－	＋	－	－	＋	－	＋	－	－	＋	＋	－	＋	＋	－
授業後	－	＋	－	＋	－	＋	＋	－	＋	＋	＋	－	－	－	＋	＋	＋	＋

〈解説〉

① データを読み込みます．

```
> dat <- read.delim("jugyou.txt")
> attach(dat)
```

② テーブルをつくります．

```
> tbl <- table(mae,ato)
> tbl
   ato
mae 0 1
  0 6 5
  1 1 6
```

③ マクネマーのカイ2乗検定を行います．

統計仮説：前後で変化した人数は等しい

理論人数が $(1+5)\div 2=3$ と5未満なので連続性の補正を行います（correct=T）．

```
> mcnemar.test(tbl,correct=T)

        McNemar's Chi-squared test with continuity correction

data:  tbl
McNemar's chi-squared = 1.5, df = 1, p-value = 0.2207
```

- McNemar のカイ 2 乗＝1.5　自由度＝1　p＝0.2207≧0.05　有意差なし
- この授業の効果は認められません．

④なお，テーブルをつくらずに直接マクネマーのカイ 2 乗検定を行うことも可能です．
　mcnemar.test（mae, ato, correct=T）
　また，連続性の補正をしない場合のオプションは「correct=F」です．

問 3.3　授業の効果（マクネマーのカイ 2 乗検定）

「社会福祉調査演習」を受講している学生には，調査票作成に関して，それまでに受けた授業から，「調査票作成は難しい」(1) と思っている学生と，「それほど難しいものではない」(0) と思っている学生とがいます．調査票作成に関する認識について，演習の前（mae）と後（ato）の変化をまとめると次の表のようになりました．演習の前後で認識は変化したでしょうか？
データセットは「enshu.txt」です．

		授業前	
		易	難
授業後	易	2人	4人
	難	21人	7人

D　ROC 曲線

　ある検査の結果として健常者と患者のヒストグラムが次の図のように重なっていると仮定する．左の大きな山が健常者で，右の低い山が患者とする．

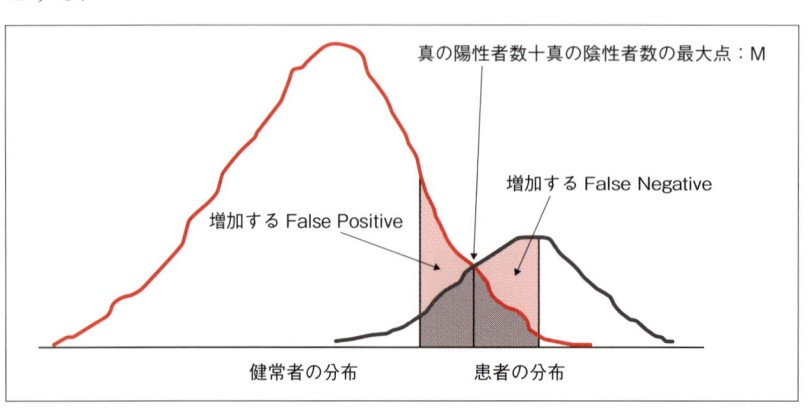

- ROC 曲線：receiver operating characteristic

図中ラベル：真の陽性者数＋真の陰性者数の最大点：M／増加する False Positive／増加する False Negative／健常者の分布／患者の分布

この山がクロスする位置（M）は，「誤って正常と判定される（False Negative）人数＋誤って異常と判定される（False Positive）人数」を最小にする「診断基準」である．この基準が右にずれると，増加する False Negative が減少する False Positive を上回り，逆に左へずれると，増加する False Positive が減少する False Negative を上回る．この診断基準では，「正しく正常と判定される人数＋正しく異常と判定される人数」が最大になる．この図の横軸は順序尺度データでもかまわない．

　患者の山が大きくなるとクロスする位置（M）は左（より小さな値）に，小さくなると右（より大きな値）に移動する．このように有病率により診断基準が変化する．このような状況に応じた診断基準の設定方法は「オペレーションズ・リサーチ（OR）」という一分野である．名医は，このように有病率を考慮して診断や処方を「さじ加減」している．

　一方，専門領域における診断基準の設定に使われているのが ROC 曲線である．ROC 曲線では，変化する有病率の影響を除くために，検査特性（感度と特異度）のみで診断基準を設定しており，「感度＋特異度」が最大となる位置を診断基準としている．先の図で，正常者数と患者数を同じとした場合（有病率＝50％）に相当する．紹介患者が多い専門外来などでは，有病率＝50％という状況に近い．有病率の低い健康診断やスクリーニング検査で ROC 曲線による診断基準を使うことは，偽陽性率が大きくなりすぎるため不適切である．

・感度
・特異度

　なお，複数の検査の優劣を比較するには，ROC 曲線が非常によい方法となっている．

　ROC 曲線の描き方について説明する．検査値を大きい値から小さい方へと変化させていき，各位置でその値より小さい人を「－（正常）」，大きい人を「＋（異常）」と判定したとき，

- X 軸に「1－特異度」：正常群で検査結果が＋と判定される率→偽陽性率
- Y 軸に「感度」：患者群で検査結果が＋と判定される率→真陽性率

をプロットした図が ROC 曲線である．

　一般に ROC 曲線は，次のような図となる．

ROC 曲線

（図：感度 縦軸、1−特異度 横軸、Y=X 直線、真の陰性率、真の陽性率）

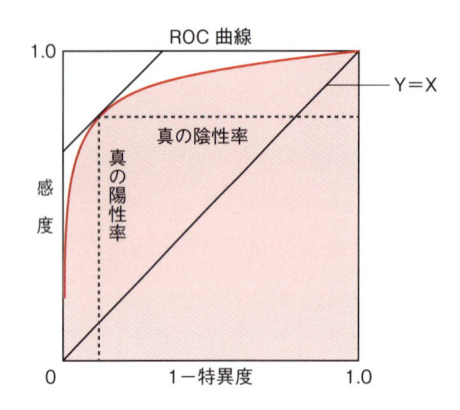

① 感度（真の陽性率）＋特異度（真の陰性率）を最大にする点は，ROC と右上がり 45 度の直線の接点となる．合計が 2.0 に近いほど診断精度が高い．
② 複数の検査項目の ROC 曲線を比較するときは，ROC の下側面積（area under curve：AUC）が大きくて 1.0 に近い検査項目がよい検査である．
③ ROC 曲線が Y＝X となる検査は，どこで判断しても，《真の陽性率＋真の陰性率》が 1.0 であり，AUC は 0.5 である．つまり，鉛筆を転がして診断するような質の悪い検査法である．

・area under curve：AUC

例 3.8　便潜血検査の有効性（ROC 曲線）

データセット「大腸がん.txt」に大腸がんと正常化の区分（sindan2　0：正常，1：大腸がん）と，直近の便潜血反応の結果（benti2　1：− ～ 4：＋＋＋）が登録されています．まず，次の手順で便潜血反応の感度と特異度を計算します．

〈解説〉

1) データを読み込みます．

```
> dat <- read.delim("大腸がん.txt")
> attach(dat)
```

2) クロス集計表をつくります．

```
> table(benti2,sindan2)
       sindan2
benti2   0   1
     1 171   9
     2  17  35
     3   5   5
     4   3  26
```

3) エクセルで計算して次のように感度と特異度が得られます.

		感度（Y）	特異度	感度＋特異度	1－特異度（X）
検査結果		1.000	0.000	1.000	1.000
	－	0.880	0.872	1.752	0.128
	＋	0.413	0.959	1.373	0.041
	＋＋	0.347	0.985	1.331	0.015
	＋＋＋	0.000	1.000	1.000	0.000

- 検査結果の「－」と「＋」の間で判定すると，最も感度＋特異度が大きいことがわかります．つまり，「－」なら正常，「＋」以上なら異常との判定がベストです．

4) 上の表からROC曲線を描いたりAUCを計算したりできますが，Rのパッケージ（「ROCR」）を呼び出してもできます．

　＊このパッケージの詳細はhttp://cran.r-project.org/web/packages/ROCR/を参照してください．このサイトから最新版をダウンロードできます．

　初めてパッケージを利用する場合にはインストールが必要となります．パッケージのインストール方法については，コラム「パッケージのインストール方法」（p. 77〜）を参照してください．
　2度目以降はライブラリの登録のみでOKです．

①ROCRパッケージをライブラリーに登録する．

```
> library(ROCR)
要求されたパッケージ gplots をロード中です
次のパッケージを付け加えます： 'gplots'
以下のオブジェクトは 'package:stats' からマスクされています：
    lowess
```

②ROC曲線を描く．

```
> cancer <- dat[,"sindan2"]
> senketu <- dat[,"benti2"]
> pred <- prediction(senketu,cancer)
> perf <- performance(pred,"tpr","fpr")
> plot(perf)
```

- senketu（便潜血）を検査として指定し，cancer（大腸がんの有無）を予測するROC曲線を計算し，プロットする．

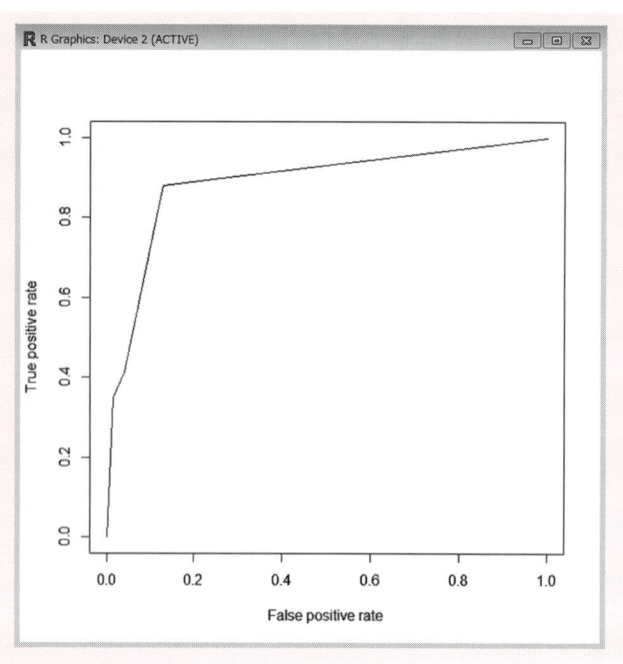

```
R Graphics: Device 2 (ACTIVE)
```

[ROC曲線のグラフ：横軸 False positive rate、縦軸 True positive rate]

③感度と特異度の数値も出力できます．

```
> performance(pred,"sens","spec")
An object of class "performance"
Slot "x.name":
[1] "Specificity"

Slot "y.name":
[1] "Sensitivity"

Slot "alpha.name":
[1] "Cutoff"

Slot "x.values":
[[1]]
[1] 1.0000000 0.9846939 0.9591837 0.8724490 0.0000000


Slot "y.values":
[[1]]
[1] 0.0000000 0.3466667 0.4133333 0.8800000 1.0000000


Slot "alpha.values":
[[1]]
[1] Inf    4    3    2    1
```

- Slot "x.values" が特異度，Slot "y.values" が感度です．

問 3.4　体調，腫瘍マーカ，便潜血について大腸がんの診断への有効性（ROC 曲線）

「大腸がん .txt」に，病理検査により確定診断された人についての臨床検査結果，体調，ライフスタイルなどのデータが登録されています．診断 2 [sindan2] に対して，現在の体調 [taityou]，血清腫瘍マーカー（今回）[cea2] の有効性を比較する ROC 曲線を作成してください．

●パッケージのインストール方法●

　Rでは，基本ソフトに搭載されていない検定法やグラフ作成機能などをパッケージとして後から追加することができる．全世界で，パッケージは開発されていて，その数は，1,000以上にもなる．本書でも，通常のRに搭載されていない機能については，いくつかパッケージを利用している．詳しく知りたい方は，インターネット上の解説サイトを参照されるとよいだろう．

　ここでは，簡単にパッケージのインストールの流れを紹介する．

①まずは，メニューから パッケージ → パッケージのインストール を選択する．

パッケージのインストールを選択する

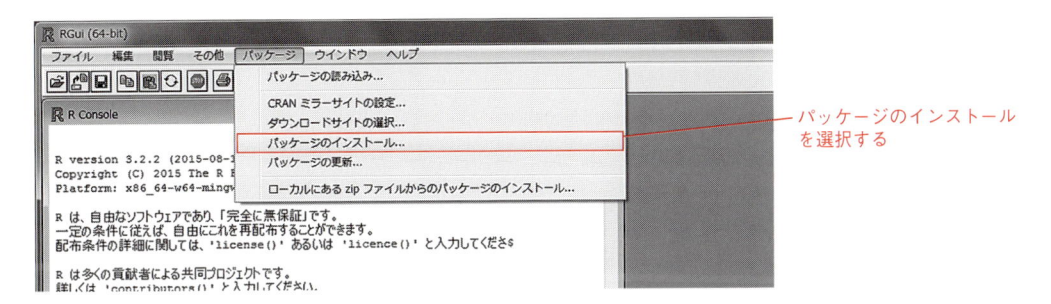

②そうするとパッケージのあるサイトのリストが出て，デフォルトの「0-Cloud [https]」が選択された状態になっているので，そのまま OK をクリックする．

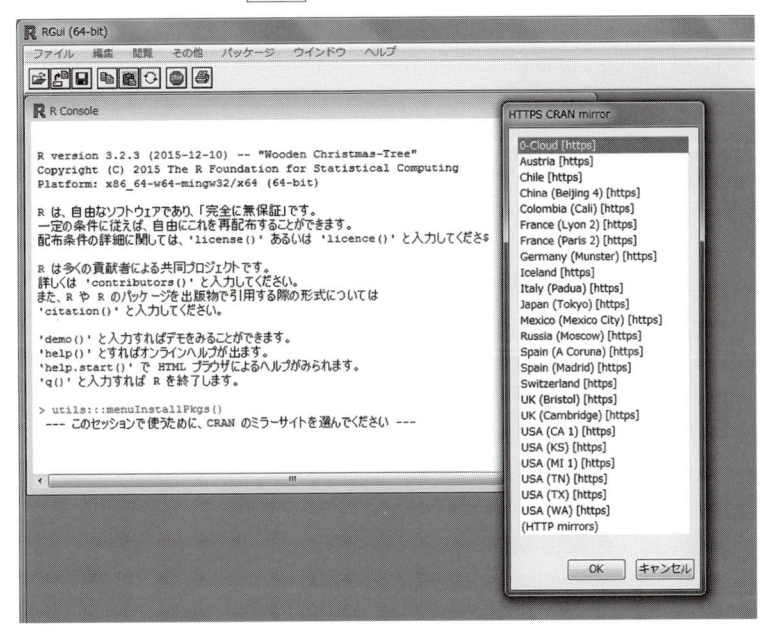

D．ROC曲線　77

③そうするとパッケージのリストが表示される．ここでは，「第 3 章 D．ROC 曲線」のところで使用するパッケージ「ROCR」をインストールしてみる．リストから「ROCR」を選択し，OK をクリックする．

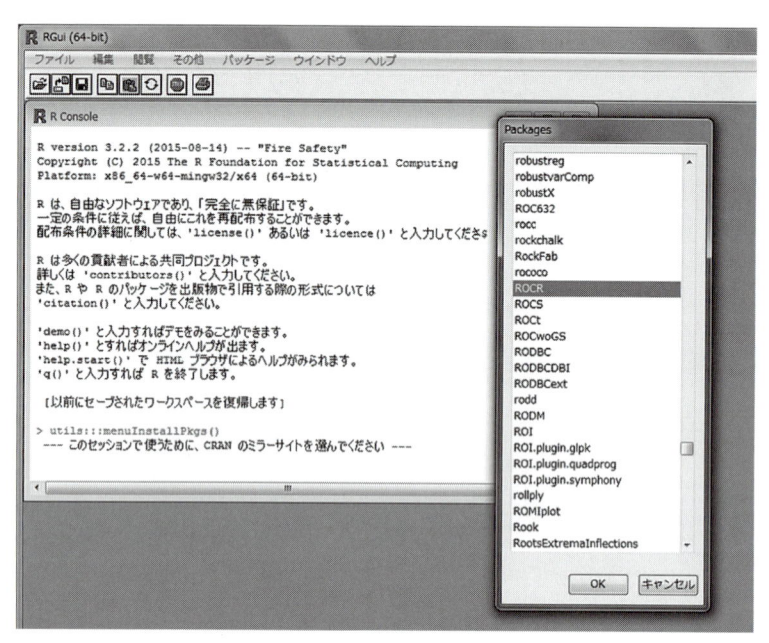

④その後，もしダイアログが表示された場合は，すべて はい をクリックする．

⑤これでパッケージのインストールは終了である．R Console 内にパッケージの保存場所が表示される．

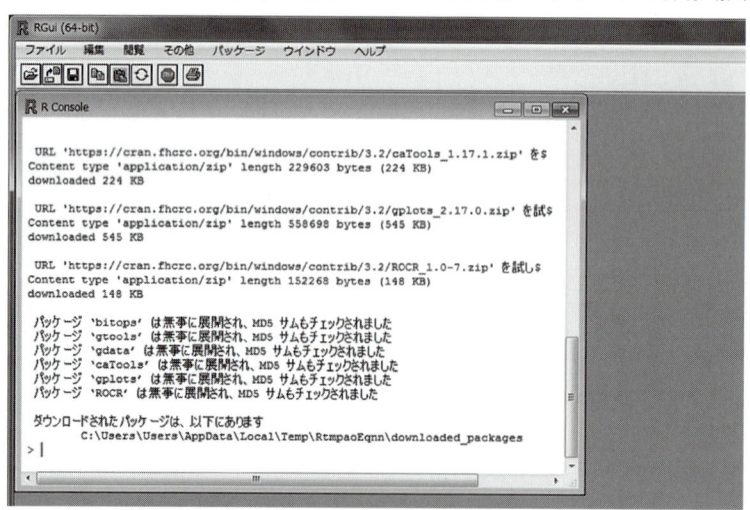

⑥ダウンロードしたパッケージを使用する際には，R Console に「library（ROCR）」などとスクリプトで指定する．

78 ■──第 3 章 関係を調べる

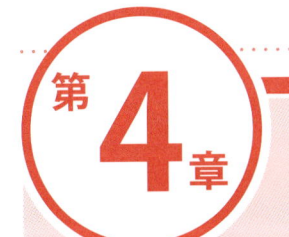

第4章 生存率と危険度

A 生存率

がんなどの難病の治療の評価法として，生存率の比較が行われる．よく5年生存率といわれて，治療開始後5年目の生存者の割合で示される．より厳密な比較のためには生存率曲線を描き，曲線全体としての評価が必要である．

・生存率：survival rate

1. 生存率の計算方法：Kaplan-Meier法

ここでは，最もよく使われる Kaplan-Meier 法による生存率の計算方法を示す．

$$S(t_i)=\prod_{j=1}^{i}\frac{n_j-d_j}{n_j}$$

t_i：日数（$t_1<t_2<\cdots<t_k$）
n_j：生存日数が t_j 以上の症例数
d_j：t_j のときに死亡した症例数

・Kaplan-Meier法

平均生存日数（μ）は次のように計算される．

$$\mu=\sum_{i=0}^{k'-1}S(t_i)(t_{i+1}-t_i) \qquad t_0=0$$

・平均生存日数

$$\text{分散}=\sum_{i=1}^{k'-1}\left\{\sum_{j=1}^{k'-1}S(t_j)(t_{j+1}-t_j)\right\}^2\frac{d_i}{n_i(n_i-d_i)}$$

k：最後の観察日付番号
k'：最後が死亡例なら k，観察打ち切りなら $k+1$ とする．

・生存率曲線

次に生存率曲線の例を示す．3つの治療法によるマウスの生存率の違いを表している．横軸は観察日数で，縦軸はその時点で生存している割合である．3つの群とも最初はすべて生存しているのでY軸の累積生存は1.0からスタートしている．詳細は，後の 例4.1 で説明する．

生存関数

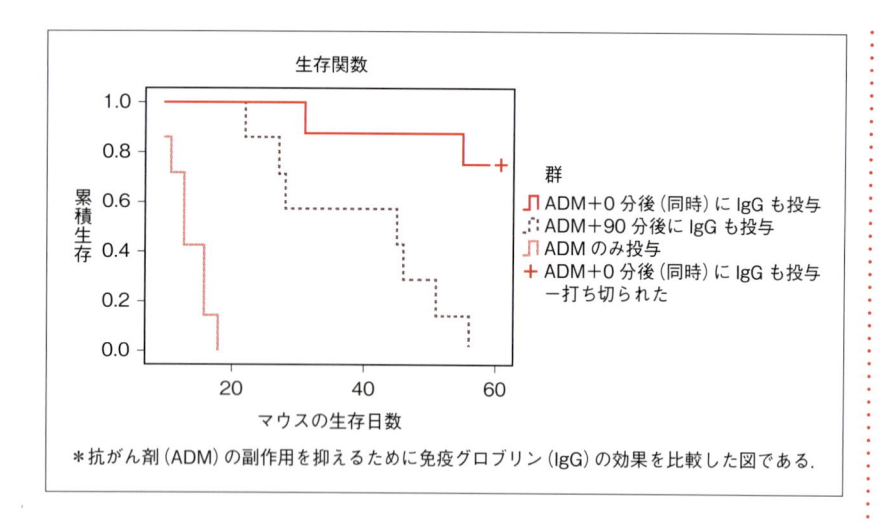

*抗がん剤（ADM）の副作用を抑えるために免疫グロブリン（IgG）の効果を比較した図である．

2. 生存率曲線の検定

統計仮説：生存率曲線は等しい．

この検定方法としては，3群以上の同時比較も可能な logrank 検定がよく使われる．

・logrank 検定

$$\chi^2 = \frac{(O_A - E_A)^2}{E_A} + \frac{(O_B - E_B)^2}{E_B} + \cdots \quad 自由度：(f-1)$$

f は，群（A, B, …）の数

$O_A, O_B, \cdots$ は，実測死亡数（observations）

$E_A, E_B, \cdots$ は，統計仮説による死亡数（expectations）

$$E_A = \sum_{i=1}^{k}\left\{d_i \frac{n_{Ai}}{n_{Ai} + n_{Bi} + \cdots}\right\} \quad E_B = \sum_{i=1}^{k}\left\{d_i \frac{n_{Bi}}{n_{Ai} + n_{Bi} + \cdots}\right\} \cdots$$

d_i は t_{i-1} から t_i の期間に死亡した全群の数

$n_{Ai}, n_{Bi}, \cdots$ は，その時点での各群の対象者数

（その時点およびその時点以降に死亡または観察を打ち切った症例数）

例 4.1　抗がん剤の副作用抑制（生存率曲線と検定）

がんの治療にアドリアマイシン（ADM）という薬が使われますが，大量投与すると強い副作用が起こります．この副作用を抑えるために免疫グロブリン（IgG）を投与しました．マウスを ADM のみの群（A 群），ADM 投与後 90 分後に IgG を投与する群（B 群），ADM と IgG を同時に投与する群（C 群）をつくり，60 日間観察をしました．その結果は次の通りでした．

群	例数	生存日数
A	7	10, 11, 13, 13, 16, 16, 18
B	7	22, 27, 28, 45, 46, 51, 56
C	8	31, 55, 60, 60, 60, 60, 60, 60

＊ C 群の 60 日生存は，この時点で観察を打ち切りました．

〈解説〉

データセットは「抗がん剤.txt」です．変数の結果（kekka）は「死亡：d，生存：a」です．

①生存率分析パッケージ「survival」を読込みます．

このパッケージを初めて使う場合は，survival パッケージのインストールを行ってから次の手順を行ってください．

library（survival）と入力して，survival パッケージをライブラリーに登録します．

```
> library(survival)
```

- このパッケージの詳細は http://cran.r-project.org/web/packages/survival/ を参照してください．このサイトから説明書もダウンロードできます．

②データを読み込みます．

```
> dat <- read.delim("抗ガン剤.txt")
> attach(dat)
```

```
> head(dat)
  gun seizon kekka
1   a     10     d
2   a     11     d
3   a     13     d
4   a     13     d
5   a     16     d
6   a     16     d
```

③3 群ごとの生存曲線（信頼範囲なし）を描きます．

```
> kp3 <- survfit(Surv(seizon,kekka=="d")~gun,data=dat)
> plot(kp3,lty=2,conf.int=FALSE,main="生存率",xlab="days",ylab="Cumulative rate")
```

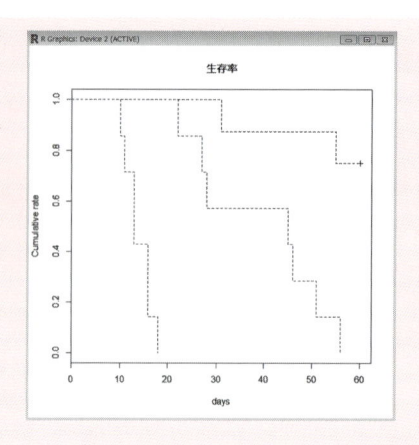

④解析結果の数値出力

```
> kp3
Call: survfit(formula = Surv(seizon, kekka == "d") ~ gun, data = dat)

        records n.max n.start events median 0.95LCL 0.95UCL
gun=a         7     7       7      7     13      11      NA
gun=b         7     7       7      7     45      27      NA
gun=c         8     8       8      2     NA      NA      NA
```

- 生存日数の中央値（median）は，a 群＝13 日，b 群＝45 日，c 群＝NA（計算できず）

```
> summary(kp3)
Call: survfit(formula = Surv(seizon, kekka == "d") ~ gun, data = dat)

                gun=a
 time n.risk n.event survival std.err lower 95% CI upper 95% CI
   10      7       1    0.857   0.132       0.6334        1.000
   11      6       1    0.714   0.171       0.4471        1.000
   13      5       2    0.429   0.187       0.1822        1.000
   16      3       2    0.143   0.132       0.0233        0.877
   18      1       1    0.000     NaN           NA           NA

                gun=b
 time n.risk n.event survival std.err lower 95% CI upper 95% CI
   22      7       1    0.857   0.132       0.6334        1.000
   27      6       1    0.714   0.171       0.4471        1.000
   28      5       1    0.571   0.187       0.3008        1.000
   45      4       1    0.429   0.187       0.1822        1.000
   46      3       1    0.286   0.171       0.0886        0.922
   51      2       1    0.143   0.132       0.0233        0.877
   56      1       1    0.000     NaN           NA           NA

                gun=c
 time n.risk n.event survival std.err lower 95% CI upper 95% CI
   31      8       1    0.875   0.117        0.673            1
   55      7       1    0.750   0.153        0.503            1
```

- C 群の生存は 31 日と 55 日が各 1 匹（60 日以上が 6 匹）．
- a 群，b 群，c 群の順に生存日数が長い．

⑤ログランク検定

統計仮説：3 つの群（A，B，C）の生存率曲線は等しい

```
> survdiff(Surv(seizon,kekka=="d")~gun,data=dat,rho=0)
Call:
survdiff(formula = Surv(seizon, kekka == "d") ~ gun, data = dat,
    rho = 0)

      N Observed Expected (O-E)^2/E (O-E)^2/V
gun=a 7        7     1.50    20.172    27.595
gun=b 7        7     5.33     0.521     0.826
gun=c 8        2     9.17     5.603    14.950

 Chisq= 33.3  on 2 degrees of freedom, p= 5.78e-08
```

- rho=0：ログランク検定，rho=1：Gehan-Wilcoxon 検定（Peto&Peto 変法）．
- $p=5.78\times10^{-08}$（$p<0.001$）有意差あり．
- a 群，b 群，c 群の順に生存率曲線の低下が早かったので，IgG は，抗がん剤の副作用を抑制する効果があり，同時使用が最も効果が多い．

問 4.1　心臓移植と生存率（生存率曲線と検定）

「心臓移植生存.txt」に重症心疾患患者 249 人のデータがあります．移植有無（0：移植せず，1：移植実施），生存日数，最終状態（1：死亡，2：生存）が登録されています．生存率曲線に差があるかを検定してください．また，移植実施群と非実施群の中央値を求めてください．

B　危険度

疫学の分野で，喫煙や飲酒などのライフスタイルや，化学物質や汚染物質などの環境因子が病気の発生に関与しているかどうかを判断する方法として，相対リスク（RR）やオッズ比（OR）が使われる．

- 危険度：risk
- 相対リスク：relative risk (RR)
- オッズ比：odds ratio

1. 前向き研究：コホート調査

ある地域の全住民（コホート）で，あるライフスタイルや環境因子をもっている人（暴露群といわれる）と，そうでない人（非暴露群）を一定期間観察し，病気になった人とならなかった人の人数を調べる

- コホート：cohort
  集団を追跡して，要因の有意と疾病の発生の関係を調べる研究方法．
- 前向き研究：prospective research

	元の人数	観察年数	病気になった人数
暴露群	X	(T)	X_d
非暴露群	Y	(T)	Y_d

元の人数と年間あたりの病気発生率を危険度という．

$$\text{暴露群の危険度}=\frac{X_d}{X\times T} \qquad \text{非暴露群の危険度}=\frac{Y_d}{Y\times T}$$

暴露群の危険度を非暴露群の危険度で割った値を相対リスクという．

$$相対リスク(RR) = \frac{X_d \times Y}{X \times Y_d}$$

95％信頼区間　$RR \times e^{-1.96\nu} \sim RR \times e^{+1.96\nu}$

$$\nu = \sqrt{\frac{1}{X_d} - \frac{1}{X} + \frac{1}{Y_d} - \frac{1}{Y}}$$

　統計的判断をするために今までと少し違った方法をとる．今までは統計仮説を立てて「その確率」を計算して判断していたが，ここでは「相対リスクの95％信頼区間」を計算して，相対リスクが1より大きく95％信頼区間が1を含まないときにリスクを高める影響があると判断する．逆に，相対リスクが1より小さく95％信頼区間が1を含まないときに予防因子と判断する．

・信頼区間：confidence interval（CI）

例4.2　喫煙と肺がん（相対リスク）

　イギリス医師会員が自らを20年間追跡した喫煙と肺がん発生に関するコホート研究のデータがあります．喫煙の肺がんに対する相対リスクと，その95％信頼区間を計算してください．データセットは「喫煙肺がんコホート.txt」です．

〈解説〉

①データをクロス集計表にしてみる．

	1 肺がん	2 非肺がん	合計
1 喫煙者	390	13,539	13,929
2 非喫煙者	41	20,459	20,500
合計	431	33,998	34,429

②相対リスクを求める．

　　統計仮説：喫煙と肺がんには関係がない（相対リスク＝1）

　Rで相対リスクを計算する手順は複雑なので，EXCELを使って計算します．EXCELで「相対リスク.xlsx」を提供していますので，数字を入力するだけで相対リスクが計算できます．

	A	B	C	D	E	F	G	H	式
1	暴露群	発症者	Xd	390		相対リスク	RR	14.000	=($D$1/$D$2)/($D$3/$D$4)
2		非発症者	X	13929			ν	0.164	=(1/$D$1-1/$D$2+1/$D$3-1/$D$4)^0.5
3	非暴露群	発症者	Yd	41		下限	RR_low	10.155	=I1*EXP(-1.96*I2)
4		非発症者	Y	20500		上限	RR_high	19.300	=I1*EXP(1.96*I2)
5				↑				↑	
6				人数入力				計算結果	

・相対リスク＝14.000，95％信頼区間：10.155〜19.300となります．

・喫煙は肺がんの発生率を14倍に高めていました．ばらつきを考慮すると最低10.155倍から最大19.300倍になっていました．この範囲に1.0が含まれていないので，統計学的に有意といえます．この結果を受けて，医師の喫煙は不見識とされるようになりました．

> **問 4.2** 喫煙と肺疾患のコホート研究（相対リスク）
>
> ある地域で肺疾患にかかっていない住民が 2,000 人いました．このうち，喫煙者は 1,000 人，非喫煙者も 1,000 人でした．このコホートを一定期間追跡調査したところ，喫煙者から 100 人，非喫煙者から 50 人の肺疾患が発生しました．喫煙は肺疾患に影響しているでしょうか？
> （これは仮想のデータです）

2. 後ろ向き研究：ケース・コントロール研究

コホート調査による前向き研究には，地域住民の協力が必要であり，大規模かつ長期間の研究となる．このため，マンパワーや研究費などの制約のため実施困難なことが多い．これに代わる方法として考えられたのが，ケース・コントロール研究である．ケース（症例）とは疾患群であり，コントロール（対照）とは正常群である．研究の手順としては，次のようになる．

① 研究対象とする疾患に罹患した患者（ケース）を把握する．
② 通常，コントロールとして各患者と同じ居住地域，性別，年齢層の正常者を選ぶ．
③ 両者について，過去にさかのぼって，注目する要因の暴露状況を調べる．

このように，過去のデータを使うことから「後ろ向き研究」といわれている．「後ろ向き研究」の場合には，過去のデータの信頼性，データが集団の一部であること，などの問題が潜在する可能性があることを知っておかねばならない．

・後ろ向き研究：retrospective research

・ケース・コントロール研究（症例対照研究）

	ケース（疾患）	コントロール（正常）
暴露群	A 人	C 人
非暴露群	B 人	D 人

ケース群のオッズ＝A/B, コントロール群のオッズ＝C/D

$$\text{オッズ比}(OR) = \frac{A/B}{C/D} = \frac{AD}{BC}$$

95%信頼区間　　$OR \times e^{-1.96\nu} \sim OR \times e^{+1.96\nu}$

$$\nu = \sqrt{\frac{1}{A} + \frac{1}{B} + \frac{1}{C} + \frac{1}{D}}$$

これを先ほどの前向き研究の表と比較すると次のようになる．

・オッズ

・オッズ比

	元の人数	さかのぼり年数	疾患になった人数
暴露群	$X=A+C+\alpha_1$	(T)	$X_d=A$
非暴露群	$Y=B+D+\alpha_2$	(T)	$Y_d=B$

α_1, α_2は，集団の中で研究対象外となっている多くの人が存在することを示している．したがって，相対リスクは次のようになる．

また，CとDは母集団の暴露群と非暴露群に比例していると考えることができる．逆にいうと，暴露群の元の人数はC×R，非暴露群の元の人数はD×Rと近似できる．

$$相対リスク = \frac{A \times (B+D+\alpha_2)}{(A+C+\alpha_1) \times B} \rightarrow \frac{A \times (D \times R)}{(C \times R) \times B} \rightarrow \frac{A \times D}{C \times B} = オッズ比$$

この値は，ケース群の暴露オッズ（A÷B）を，コントロール群の暴露オッズ（C÷D）で除した値になっていることから，オッズ比（odds ratio：OR）とよばれる．

- オッズ比：odds ratio (OR)

オッズ比を使った要因の危険性の検定でも，相対リスクと同様に「オッズ比の95％信頼区間」を計算して，その信頼区間が1を含まないときに影響ありと判断する．

例4.3　大腸がんと母親のがん既往歴（オッズ比）

大腸がんの人の「母親のがん既往のオッズ」が，対照群の「母親のがん既往のオッズ」の何倍になっているかを調べてみましょう．これは，大腸がんの発生危険度が母親のがん既往により何倍になるかを近似しています．

〈解説〉

データセットは「大腸がん.txt」です．母親のがん既往はrk38（0：なし，1：あり），対象者の大腸がんはsindan2（0：対照，1：大腸がん）です．

統計仮説：母親のがん既往と本人の大腸がんには関係がない（オッズ比＝1.0）

①データを読み込みます．

```
> dat <- read.delim("大腸がん.txt")
> attach(dat)
```

②2×2表をつくります．

```
> tbl <- table(rk38,sindan2)
> tbl
    sindan2
rk38   0   1
   0 235  79
   1  30  21
```

③オッズ比＝1.0の仮説検定をします．

```
> fisher.test(tbl)

        Fisher's Exact Test for Count Data

data:  tbl
p-value = 0.02665
alternative hypothesis: true odds ratio is not equal to 1
95 percent confidence interval:
 1.065384 3.998435
sample estimates:
odds ratio
  2.077644
```

- フィッシャーの直接確率も計算されていますが，ここでは関係ありません（3章C-1参照）．
- オッズ比2.077644（95％信頼区間1.065384〜3.998435）
- 95％信頼区間が1.0を含まず1.0より大きいから，「母親のがん既往」は「本人の大腸がん」の有意な因子となります．
- 関数「fisher.test」のオッズ比では，標本の人数（A〜D人）ではなく，より正確な最尤推定人数を使って計算が行われていますので，先に説明したオッズ比と少し値が異なっています．
- 標本人数によるオッズ比は，疫学パッケージ「epitools」に入っている「epitab」関数を使って計算されます．ここでは示しませんが，「script_ex.R」を参照してください．

第5章 多変量解析

A 多変量解析とは

1. 多変量データと多変量解析

　各個体に関するデータが複数個の変数からなる場合，そのようなデータは「多変量データ」とよばれる．多変量データを，変数相互間の関係を考慮し，目的に応じて分析する一連の方法を「多変量解析」と総称している．

・多変量データ
・多変量解析：multivariate analysis

　1つの例として，血圧に影響を与える因子について考えてみよう．血圧に影響を与える因子として，性別，年齢，肥満度，毎日摂取する食事のカロリー，食塩の摂取量，運動習慣や運動の強度，喫煙，飲酒などの多項目のデータが考えられる．血圧に影響するこれらの因子は複雑に絡み合って，血圧を上げていると考えられる．多変量解析とはこれらの因子の組合せが血圧にどの程度の影響を与えているかを分析しようとする手法である．

　多変量解析を行うことによって，目的としている事象，または事象の背後に潜在的に存在すると考えられる因子に関する多項目の多くのデータを基にして，以下のことが可能となる．

① 事象を簡潔に表すことができる．すなわち従属変数への寄与の度合いが小さい独立変数を除去したり，他の独立変数群と同様の動きをする変数で，より寄与の少ない独立変数を除去することができる．
② 事象の背後にある潜在因子を探索することができる．
③ 特定の事象に関する他の要因の影響を検討することができる．
④ 個体の判別や分類を行うことができる．

2. 多変量解析の分類

　多変量解析には多くの手法があるが，解析の目的によって，予測型手法と分類型手法に大きく分類される．予測型手法はある従属変数を，複数の独立変数の値を用いて予測する場合である．分類型手法とは，複数

・予測型手法
・分類型手法

の変数の値に基づいて，対象を総合的に評価する，あるいは対象をグループ分けするときに用いられる．

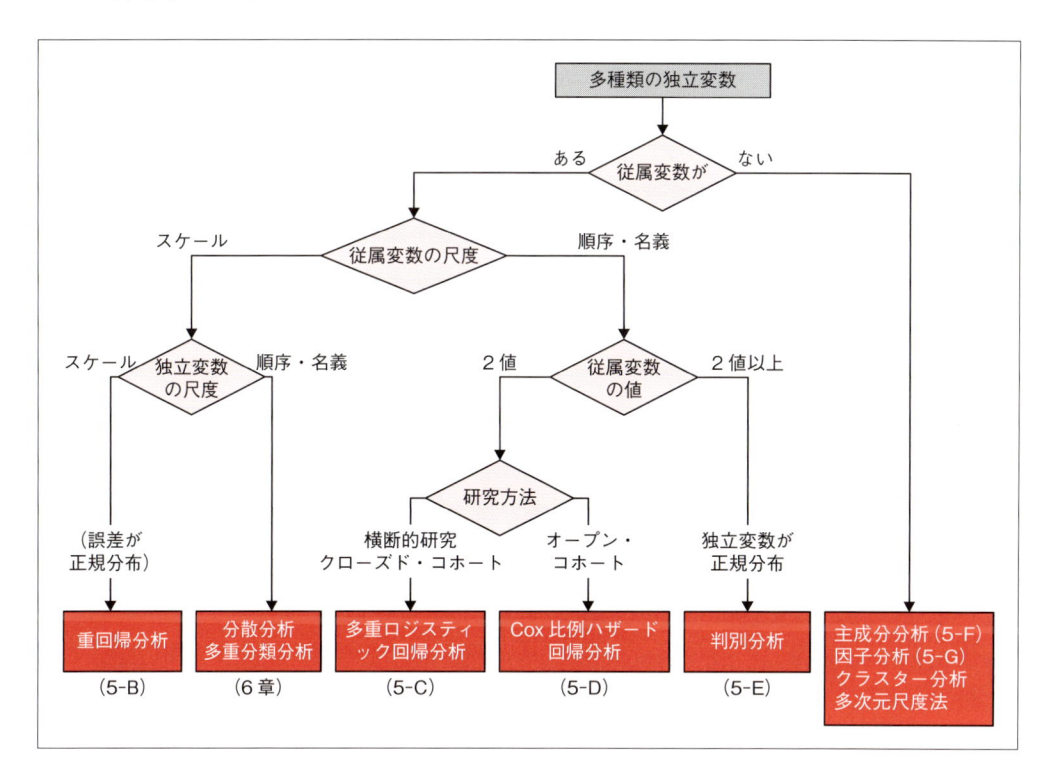

```
                    多種類の独立変数
                          │
                    従属変数が
                   ある／ない
          ┌──────────┴──────────┐
      ある                       ない
          │                        │
    従属変数の尺度                   │
   スケール／順序・名義              │
   ┌────┴────┐                    │
 スケール  順序・名義               │
   │         │                    │
独立変数    従属変数               │
の尺度     の値                   │
スケール／順序・名義  2値／2値以上   │
   │         │                    │
           研究方法               独立変数が
        横断的研究／オープン・      正規分布
        クローズド・コホート        
```

重回帰分析	分散分析 多重分類分析	多重ロジスティック回帰分析	Cox比例ハザード回帰分析	判別分析	主成分分析(5-F) 因子分析(5-G) クラスター分析 多次元尺度法
(5-B)	(6章)	(5-C)	(5-D)	(5-E)	

　本章では，医学研究で多用されている「重回帰分析」，「分散分析」，「多重ロジスティック回帰分析」，「Cox 比例ハザード回帰分析」，「判別分析」，「主成分分析」，「因子分析」を取り上げる．
なお，「分散分析」は次の6章多群の比較で説明する．

B 重回帰分析

1. 重回帰モデル

　変数の寄与の度合いが計算できることを言い換えれば，われわれは現実のデータに対して一定の数式化できる仮定（モデル）をおいているということになる．ここでは，ある従属変数 Y を k 個の独立変数から予測するのだが，まずは k=1 から考えてみる．k=1 の場合は，3章「関係を調べる」で述べた単回帰分析のモデルが考えられる．その数式は，以下の如くであった．

$$Y = b_0 + b_1 X$$

これを素直に拡張すると，以下の重回帰モデルとなる．

・重回帰分析：multiple regression analysis

・重回帰モデル

$$Y = b_0 + b_1 X_1 + b_2 X_2 + \cdots + b_k X_k$$

　この式の意味するところは，たとえば Y が身長として，$X_1, X_2, \cdots,$ X_k が個人の身長に与える影響の因子，たとえば性別や両親の平均身長などが関係している，ということである．その関係の程度は$b_1, b_2, \cdots,$ b_k であり，性別が変わっても両親の平均身長は同程度に身長に関与する，と仮定していることになる．

　この例から類推されるように，独立変数 X は性別のような 2 値データ，あるいは両親の平均身長のようなスケールである必要がある．多値の名義尺度や順序尺度の場合は，次のロジスティック回帰分析の節で述べるダミー変数に置き換える必要がある（数量化とよばれることがある）．

　重回帰モデルでの回帰係数，$b_1, b_2, \cdots, b_k$ は偏回帰係数とよばれている．これらの係数を決定するのには最小 2 乗法が使われる．つまり，実測値と予測値の誤差の 2 乗の合計が最小となるような偏回帰係数を求めるのである．

・最小 2 乗法

2. 検　　定

　実測値と予測値の相関係数を重相関係数 R とよぶ．予測値を横軸，実測値を縦軸とする散布図を想像するとよいだろう．当然，重相関係数 R（負にはならない）は 1 に近いほうがよい．つまり，独立変数がどの程度従属変数を説明するかの指標になっている．

・重相関係数 R

　ここで統計仮説「$b_1 = b_2 = \cdots = b_k = 0$（どの独立変数も従属変数に影響を与えない）」を設定すると，

$$F = \frac{(N-k-1)R^2}{k(1-R^2)} \quad \text{ただし，} N \text{はデータ数}$$

で求められる F が自由度 $(k, N-k-1)$ の F 分布に従うことを利用して検定を行う．仮説が棄却された場合（係数が有効である場合）は，個々の偏回帰係数の検定を行う．重回帰分析の検定はパラメトリックであり，実測値と予測値の誤差が正規分布することが仮定されている．

・F 分布

例 5.1 　生物学的年齢予測式（重回帰分析）

「老健 95.txt」に，以前に住民を対象として実施されていた老人基本健診のデータセットがあります．血圧や検査結果から「生物学的年齢」を推定して実年齢と比較できれば，保健指導に役立つと考えられます．事前の解析で年齢と有意な相関があった因子である収縮期血圧：bpu，赤血球数：rbc，総コレステロール：tch から，実年齢：age を推定する式をつくってください．

〈解説〉

①データセットを読み込みます．

```
> dat <- read.delim("老健95.txt")
> attach(dat)
```

②重回帰分析を行い，その結果を表示します．

```
> res <- lm(age~bpu+rbc+tch,dat)
> summary(res)

Call:
lm(formula = age ~ bpu + rbc + tch, data = dat)

Residuals:
    Min      1Q  Median      3Q     Max
-29.815  -5.607   0.128   6.792  32.587

Coefficients:
             Estimate Std. Error t value Pr(>|t|)
(Intercept) 70.836697   2.485047  28.505   <2e-16 ***
bpu          0.144508   0.011133  12.980   <2e-16 ***
rbc         -0.051974   0.004542 -11.444   <2e-16 ***
tch         -0.007988   0.005862  -1.363    0.173
---
Signif. codes:  0 '***' 0.001 '**' 0.01 '*' 0.05 '.' 0.1 ' ' 1

Residual standard error: 9.951 on 2461 degrees of freedom
  (984 observations deleted due to missingness)
Multiple R-squared:  0.1005,    Adjusted R-squared:  0.09942
F-statistic: 91.67 on 3 and 2461 DF,  p-value: < 2.2e-16
```

- 回帰モデル（formula），残差（Residuals），回帰係数（Coefficients）などが出力されています．
- ここで行われている検定の統計仮説は，定数および 3 つの係数がそれぞれゼロです．
- t 検定による有意確率が Pr(>|t|) の列に出力されています．
- 定数（Intercept）と，収縮期血圧（bpu）および赤血球数（rbc）の係数は有意ですが，総コレステロール（tch）は有意ではありませんでした．収縮期血圧と赤血球数だけで再度やり直します．

③有意な3つの因子のみで重回帰分析を行います．

```
> res <- lm(age~bpu+rbc,dat)
> summary(res)

Call:
lm(formula = age ~ bpu + rbc, data = dat)

Residuals:
    Min      1Q  Median      3Q     Max
-29.526  -5.758   0.081   6.826  32.854

Coefficients:
             Estimate Std. Error t value Pr(>|t|)
(Intercept) 69.566098   2.335886   29.78   <2e-16 ***
bpu          0.144055   0.011104   12.97   <2e-16 ***
rbc         -0.052608   0.004522  -11.63   <2e-16 ***
---
Signif. codes:  0 '***' 0.001 '**' 0.01 '*' 0.05 '.' 0.1 ' ' 1

Residual standard error: 9.96 on 2463 degrees of freedom
  (983 observations deleted due to missingness)
Multiple R-squared:  0.1002,	Adjusted R-squared:  0.09949
F-statistic: 137.2 on 2 and 2463 DF,  p-value: < 2.2e-16
```

- ここでは回帰係数（Coefficients）に注目してください．係数の推定値（Estimate），標準誤差（Std.Error），t 検定値（t value），t 検定の有意水準（Pr）が出力されています．
- 求められた，定数項と2つの係数＝0の仮説検定の結果は，$p<2\times10^{-16}$ なので，有意水準コード（Signif.codes）'***'となっています．
- 回帰係数の推定値（Estimate）を使って，実年齢を推定する式が得られます．実年齢を推定する式は，生物学的年齢＝69.566098＋0.144055×収縮期血圧（bpa）－0.052608×赤血球数（rbc）となります．

C 多重ロジスティック回帰分析

1. 重回帰分析との違い

　重回帰分析では，従属変数 Y は身長のようなスケールであり，独立変数との直線的関係が必要であった．しかし，看護・福祉・医療に関係する分野では，たとえばがんになるかならないかといった，2値（0または1）の結果が評価対象になる場合も多い．この節では従属変数が2値データの場合に使われる多重ロジスティック回帰分析をとりあげる．

　ところで，個別の結果は2値だが，その発生率は0％から100％の連続した数値となる．たとえば同様の環境下でもがんになる人とならない人がいるはずであり，予想としてはがんになりやすい環境の人にがんの「割合」が多くなる．そのため環境が悪化するにしたがって従属変数（がんの発生率）は0％から100％に次第に上昇する数値データとなる．

- 多重ロジスティック回帰分析：multiple logistic regression analysis

2. 多重ロジスティック関数

癌や生活習慣病は単一の原因によって発生することは少なく，多くの複合原因により発生する．病気の発生率をP，個々の原因をX_i，原因がk個あるとすると次の一般式で表される．

$$P = f(定数, X_1, X_2, \cdots, X_i, X_k)$$

X_iとPの関係は直線的ではなく，S字型カーブとなる場合が多いことが知られている．

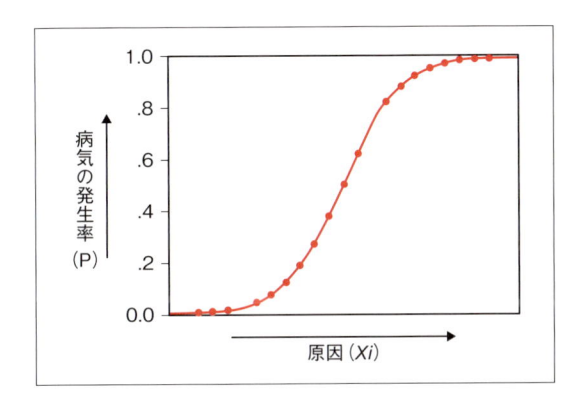

・多重ロジスティック関数：multiple logistic function

これは原因が存在しても，ある一定のところまでは人間のもつ免疫力や恒常性により病気にはならないが，原因がある程度を越えると急に病気となっていくことを示している．X軸が健康なライフスタイルなどの病気を抑制する因子の場合には，この曲線が右下がりとなる．このようなS字型曲線はロジスティック曲線とよばれている．数式で表すと次のようになる．B_0は定数であり，係数B_iが負の値の場合は抑制因子となる．

・ロジスティック曲線：logistic curve

$$P = \frac{1}{1+e^{-(B_0+B_1X_1+B_2X_2+\cdots+B_iX_i+\cdots+B_kX_k)}}$$

この式を変形すると，次の式が得られる．

$$\frac{P}{1-P} = e^{B_0} \times e^{B_1X_1} \times e^{B_2X_2} \times \cdots \times e^{B_iX_i} \cdots \times e^{B_kX_k}$$

左辺は，疾患の発生する率（P）を発生しない率（1−P）で割った値なのでオッズとなる．右辺の$e^{B_iX_i}$は個々の原因のオッズとなる．また，X_iが2値データの場合には，原因に暴露されたとき［$X_i=1$］のオッズは$e^{B_i \times 1} = e^{B_i}$となり，原因に暴露されていないとき［$X_i=0$］のオッズは$e^{B_i \times 0} = e^0 = 1$となる．この比，$e^{B_i}$はオッズ比となる．$e^{B_0}$は基底または未知原因のオッズ比に当たる．

・オッズ

この分析の特徴は，原因と結果の関係が直線的からステップ状まで広

い関係に適応できることである．また，X_i は原因の有無という2値データでもかまわない．ただし，順序や名義データのままでは使えないので，以下に説明する方法で2値化して使う．

3. 順序データと名義データの2値化

1) 順序データの2値化

順序データの場合は，次のような方法で2値化できる．

・順序データ

①ダミー変数を使う方法

まず，基軸となるカテゴリを1つ決める．たとえば，順序データ「嫌い」「少し嫌い」「普通」「少し好き」「好き」で，「嫌い」を基準にした場合，次の X_1, X_2, X_3, X_4 の4つの変数を用意し，

嫌い	$X_1=0$,	$X_2=0$,	$X_3=0$,	$X_4=0$
少し嫌い	$X_1=1$,	$X_2=0$,	$X_3=0$,	$X_4=0$
普通	$X_1=0$,	$X_2=1$,	$X_3=0$,	$X_4=0$
少し好き	$X_1=0$,	$X_2=0$,	$X_3=1$,	$X_4=0$
好き	$X_1=0$,	$X_2=0$,	$X_3=0$,	$X_4=1$

と値を与える．一般にk個の分類があれば，(k−1) 個のダミー変数が必要になる．

この方法は数量化ともよばれており，情報の損失がなく最もよい方法であるが，変数が増えるということは，多くのデータを必要とし，結果の解釈がわかりにくくなる場合がある．

②科学的根拠や経験により前半と後半に分ける方法

健診結果の判定で，1：異常認めず，2：要指導，3：要医療となっているとき，異常の有無ということで，有所見0：なし（異常認めず），1：あり（要指導＋要医療），とする例などである．この方法が最も簡単な方法であろう．

③中央値により前半と後半に分ける方法

科学的根拠や経験的により2分できないときに使われる．データ数が2分されるため，因子の影響を最も効率的に評価できる．

2) 名義データの2値化

名義データの場合も，次のようにして2値化できる．

・名義データ

①順序データと同様にダミー変数を使う方法

②意味的に近いものを組み合わせて2群に分ける方法

たとえば職業の場合には，体力をよく使う職業と，体をあまり動かさない職業に2分するなど，研究の目的に応じて2群に分ける方法がある．

4. 多重ロジスティック回帰

こうして，現実に対する解釈を数学的なモデルとして表現できる．この式に基づき，多重回帰分析で行ったような検定や変数の要約，結果の予測が可能となる．

検定の統計仮説は，$b_1=b_2=\cdots=b_k=0$ であり，カイ 2 乗（χ^2）検定で有意性が検定できる．

・多重ロジスティック回帰：multiple logistic regression

> **例 5.2** 大腸がんのリスク因子（多重ロジスティック回帰）

「大腸がん.txt」に大腸がん患者と対照者の生活習慣に関する問診をまとめたデータセットがあります．大腸がんは生活習慣と関係があるかを調べましょう．

rk で始まる変数名は 2 値化された因子です．

体調 [rk1]，体重 [rk2]，主食 [rk7]，パン（多い）[rk10a]，豆（多い）[rk15a]，乳酸品（多い）[rk16a]，野菜（多い）[rk17a]，果物（多い）[rk18a]，芋類（多い）[rk19a]，海藻（多い）[rk20a]，酒量過去 [rk27a]，酒量現在 [rk27b]，頭脳労働 [rk28b]，汗ばむ運動 [rk32]，既往歴（父）[rk37]，既往歴（母）[rk38]

要因が症例数に比較して多すぎると計算が不安定になるので，予め順位和検定（Mann-Whitney の U 検定）を行って，$p \geq 0.5$ の因子は除きました．

〈解説〉

統計仮説：各生活習慣は大腸がんと関係しない（オッズ比＝1.0）

①データセットを読み込みます．

```
> dat <- read.delim("大腸癌.txt")
> attach(dat)
```

②多重ロジスティック回帰分析を行います．

```
> res <- glm(sindan2~rk1+rk2+rk7+rk10a+rk15a+rk16a+rk17a+rk18a+rk19a
        +rk19b+rk20a+rk27a+rk27b+rk28b+rk32+rk37+rk38,dat,family=binomial)
```

一般線型化関数（glm）で family＝binomial の指定をすると多重ロジスティック回帰となります．

③結果を表示します．

```
> summary(res)

Call:
glm(formula = sindan2 ~ rk1 + rk2 + rk7 + rk10a + rk15a + rk16a +
    rk17a + rk18a + rk19a + rk19b + rk20a + rk27a + rk27b + rk28b +
    rk32 + rk37 + rk38, family = binomial, data = dat)

Deviance Residuals:
    Min       1Q   Median       3Q      Max
-1.8135  -0.7815  -0.6340   1.0704   2.3514
```

```
Coefficients:
            Estimate Std. Error z value Pr(>|z|)
(Intercept) -2.2158     0.4836   -4.582 4.62e-06 ***
rk1          0.3920     0.2720    1.441  0.1496
rk2         -0.5930     0.5016   -1.182  0.2371
rk7         -0.4512     0.5652   -0.798  0.4247
rk10a       -0.1936     0.2808   -0.689  0.4906
rk15a        0.3763     0.3011    1.250  0.2115
rk16a        0.3961     0.2866    1.382  0.1671
rk17a        0.4082     0.4027    1.014  0.3108
rk18a       -0.4374     0.2928   -1.494  0.1352
rk19a        0.5458     0.3861    1.414  0.1574
rk19b       -0.2029     0.3325   -0.610  0.5418
rk20a       -0.5847     0.2980   -1.962  0.0498 *
rk27a        0.5090     0.3925    1.297  0.1947
rk27b        0.1641     0.4065    0.404  0.6865
rk28b        0.5901     0.2599    2.271  0.0232 *
rk32         0.3560     0.2525    1.410  0.1585
rk37         0.4224     0.3624    1.165  0.2438
rk38         0.7375     0.3363    2.193  0.0283 *
---
Signif. codes:  0 '***' 0.001 '**' 0.01 '*' 0.05 '.' 0.1 ' ' 1

(Dispersion parameter for binomial family taken to be 1)

    Null deviance: 428.63  on 364  degrees of freedom
Residual deviance: 392.81  on 347  degrees of freedom
AIC: 428.81

Number of Fisher Scoring iterations: 4
```

- 有意ではない因子が含まれているため，p 値の大きい因子から順番に除いていくのですが，ここでは時間の節約のため，$p \geq 0.2$ の因子を一度に除くことにします．
- 残るのは，rk1, rk16a, rk18a, rk19a, rk20a, rk27a, rk28b, rk32, rk38 です．

④この9個の因子を使って再度計算を行います．

```
> res <- glm(sindan2~rk1+rk16a+rk18a+rk19a+rk20a+rk27a+rk28b+rk32+rk38
             ,dat,family=binomial)

> summary(res)

Call:
glm(formula = sindan2 ~ rk1 + rk16a + rk18a + rk19a + rk20a +
    rk27a + rk28b + rk32 + rk38, family = binomial, data = dat)

Deviance Residuals:
    Min       1Q   Median       3Q      Max
-1.6988  -0.8142  -0.6499   1.1815   2.2243
```

```
Coefficients:
            Estimate Std. Error z value Pr(>|z|)
(Intercept)  -1.8447     0.3350  -5.507 3.64e-08 ***
rk1           0.2961     0.2648   1.118   0.2636
rk16a         0.3971     0.2672   1.486   0.1372
rk18a        -0.4303     0.2829  -1.521   0.1283
rk19a         0.7745     0.3069   2.523   0.0116 *
rk20a        -0.5077     0.2761  -1.839   0.0659 .
rk27a         0.5908     0.2550   2.317   0.0205 *
rk28b         0.5667     0.2521   2.248   0.0246 *
rk32          0.3674     0.2475   1.485   0.1376
rk38          0.7520     0.3305   2.276   0.0229 *
---
Signif. codes:  0 '***' 0.001 '**' 0.01 '*' 0.05 '.' 0.1 ' ' 1

(Dispersion parameter for binomial family taken to be 1)

    Null deviance: 428.63  on 364  degrees of freedom
Residual deviance: 400.55  on 355  degrees of freedom
AIC: 420.55

Number of Fisher Scoring iterations: 4
```

- まだ，有意ではない因子が含まれています．
- 今度は，$p \geq 0.1$ の因子を除いてやり直します．
- 残る因子は，rk19a, rk20a, rk27a, rk28b, rk38 の5個です．

⑤この5個の因子を使って再度計算を行います．

```
> res <- glm(sindan2~rk19a+rk20a+rk27a+rk28b+rk38,dat,family=binomial)
> summary(res)

Call:
glm(formula = sindan2 ~ rk19a + rk20a + rk27a + rk28b + rk38,
    family = binomial, data = dat)

Deviance Residuals:
    Min       1Q   Median       3Q      Max
-1.5959  -0.8124  -0.6394   1.2604   2.0954

Coefficients:
            Estimate Std. Error z value Pr(>|z|)
(Intercept)  -1.5329     0.2420  -6.335 2.37e-10 ***
rk19a         0.6941     0.2845   2.440   0.0147 *
rk20a        -0.5445     0.2669  -2.040   0.0414 *
rk27a         0.5938     0.2481   2.394   0.0167 *
rk28b         0.5122     0.2464   2.079   0.0376 *
rk38          0.6780     0.3243   2.091   0.0365 *
---
Signif. codes:  0 '***' 0.001 '**' 0.01 '*' 0.05 '.' 0.1 ' ' 1

(Dispersion parameter for binomial family taken to be 1)

    Null deviance: 428.63  on 364  degrees of freedom
Residual deviance: 407.88  on 359  degrees of freedom
AIC: 419.88

Number of Fisher Scoring iterations: 4
```

- 5個の因子はすべて有意（$p<0.05$）でしたので，これで解析は終了です．
- オッズ比は，推計値（Estimate）の自然対数をとった値です．

    「芋類多い」　　　$e^{rk19a}=2.002$
    「海草多い」　　　$e^{rk20a}=0.580$
    「過去の酒量」　　$e^{rk27a}=1.811$
    「頭脳労働」　　　$e^{rk28b}=1.669$
    「母のがん既往」　$e^{rk38}=1.970$

- 芋類の摂取量が多いと大腸がんになる確率が約2倍になることを示しています．これは，ポテトチップスやラフィドポテトなどには発がん物質（アクリルアミド）が含まれることがあるためと解釈されました．海草をよく食べると大腸がんになる確率が半減することを示しています．逆に，少ないと$1\div0.580=1.724$倍に高まります．過去の飲酒，頭脳労働，母のがん既往も大腸がんの確率を高めます．
- これらの結果から芋類の摂取が多く，海藻類の摂取が多くなく，過去の飲酒が多く，頭脳労働の人で，母親にがんの既往歴がある人は，大腸がんになる確率が約20倍（$=2.002\times1.724\times1.811\times1.669\times1.970$）高まることが示されました．

D　Cox比例ハザード解析

　ハザード（h）とはイベント発生率であり，ある時点でのイベント発生数（f）を，その時点までイベント未発生のケース数（S）で割った値である．比例ハザードモデルでは，危険因子が存在する場合のハザードが，危険因子がない場合のハザードに各危険因子のオッズを掛けた値になる．

　ある時点tにおける，危険因子Xをもつ人のハザード関数hは次のようになる．

$$h(t|X)=h_0(t)e^{BX} \quad \cdots\cdots\cdots\cdots\cdots\cdots\cdots\cdots\cdots ①$$
$$h_0(t):ベースライン・ハザード関数^{\star 1}$$

次に，ハザード関数と生存関数の関係を求めてみる．
生存関数をS，ハザード分布関数をfとすると，

$$S(t|X)=\int_t^\infty f(u|X)du = 1-\int_0^t f(u|X)du \quad \cdots\cdots\cdots ②$$

両辺を微分すると次の式が得られる．

$$f(t|X)=-\frac{dS(t|X)}{dt} \quad \cdots\cdots\cdots\cdots\cdots\cdots\cdots ③$$

一方，ハザード関数の定義より，

- Cox比例ハザード解析：Cox proportional hazard regression analysis
- ハザード

- ベースライン・ハザード関数
- ★1　この場合のベースラインとは，個人の危険因子がすべてない状態である．

$$h(t|X) = -\frac{f(t|X)}{S(t|X)} \quad \cdots\cdots ④$$

③を④に代入すると，

$$h(t|X) = -\frac{1}{S} \times \frac{dS(t|X)}{dt} \quad \cdots\cdots ⑤$$

⑤の微分方程式を解くと，

$$S(t|X) = e^{-\int_0^t h(u|X)du} \quad \cdots\cdots ⑥$$

したがって，ベースライン生存関数 S_0 は，

$$S_0(t) = e^{-\int_0^t h_0(u)du} \quad \cdots\cdots ⑦$$

一方，⑥に①を代入して，⑦を使うと，

$$S(t|X) = e^{-\int_0^t h(u|X)du} = e^{-\int_0^t h_0(u)e^{BX}du} = \left(e^{-\int_0^t h_0(u)du}\right)^{e^{BX}} = [S_0(t)]^{e^{BX}}$$

$$\cdots\cdots ⑧$$

この S_0 がベースライン生存関数である．

例5.3　ライフスタイルと糖尿病発症（Cox 比例ハザード回帰）

データセットは「糖尿病6年openコホート.txt」です．1999年度から2004年度に健診を2回以上受けた人が対象となっています．ベースライン（最初の受診時点）で，糖尿病既往歴のある人と，空腹時血糖が男女別・5歳ごと基準範囲[2]で基準外の人は除かれています．イベントは「糖尿病発症」または「空腹時血糖値が男女別・5歳ごと基準の上限値を超える」としています．性別，ベースライン（時点1）とイベント発生時または追跡終了時（時点2）の年齢，検査結果，ライフスタイルおよび終了理由と追跡日数が登録されています．終了理由は，0がイベントを発生せずに追跡終了，1が途中でイベントを発生して追跡終了です．このように，途中から健診を受けた人や途中で健診を受けなくなった人も含んだ集団をオープン・コホートといいます．

〈解説〉

① 生存率分析パッケージ「survival」を読込みます．

　初めてこのパッケージを使うときは，パッケージのインストールを先に行ってください．

```
> library(survival)
```

② データを読み込む．

```
> dat <- read.delim("糖尿6年openコホート.txt")
> attach(dat)
```

- エクセルで「糖尿病6年openコホート_説明.xlsx」を開いてもらえばわかりますが，ベースラインでの変数名には後ろに「1」が，イベント発生時または追跡終了時の変数名には後ろに「2」が付加されています．

- 朝食は2値化されていますので，さらに後ろに「2」が付けられています．たとえば，ベースラインでの朝食有無は「朝食12」(0：なし，1：あり) です．
- アルコール量は，純アルコール換算で週 16.9 g を1単位としています．アルコール度数が 6% のビールでは，350 mL に相当します．
- (1日必要) エネルギーは 100 kcal が1単位，運動エネルギーと通勤エネルギーは週 100 kcal が1単位です．

③性別と年齢で因子が異なる可能性があり，日勤と夜勤ではライフスタイルが大きく異なります．

ここでは，男性 (性別＝1) で，ベースラインでの年齢が 40 歳未満，時点1および時点2とも夜勤なしの人を対象に解析をします．これらの条件からサブデータ (dat1) を作成します．

```
> dat1 <- subset(dat,(性別==1)&(年齢1<40)&(夜勤1==0)&(夜勤2==0))
```

④Cox 比例ハザード回帰分析を行い，その結果を表示します．

統計仮説：各ライフスタイルは糖尿病の発症に影響しない (ハザード比＝1.0)

R では，因子は強制投入法で，有意な因子を自動的に選ぶステップワイズ法や変数増加法および変数減少法はない．

因子として，時点1でのアルコール量，睡眠時間，BMI，朝食有無を選択します．

R で Cox 比例ハザード回帰分析を行うには coxph という関数を使います．追跡日数 (ここでは日数)，イベント発生条件 (ここでは終了理由が1) と独立変数群 (ここでは～以下に＋で結合されています)，およびデータセット (ここでは dat1) を指定します．

```
> res <- coxph(Surv(日数,終了理由==1)~アルコール1+睡眠1+bmi1+朝食12,data=dat1)
> summary(res)
Call:
coxph(formula = Surv(日数, 終了理由 == 1) ~ アルコール1 + 睡眠1 +
    bmi1 + 朝食12, data = dat1)

  n= 2365, number of events= 225
   (22 observations deleted due to missingness)

             coef exp(coef)  se(coef)      z Pr(>|z|)
アルコール1  0.027538  1.027921  0.008665  3.178 0.001483 **
睡眠1       -0.208809  0.811550  0.078980 -2.644 0.008198 **
bmi1         0.122966  1.130846  0.017162  7.165 7.77e-13 ***
朝食12      -0.506411  0.602655  0.140208 -3.612 0.000304 ***
---
Signif. codes:  0 '***' 0.001 '**' 0.01 '*' 0.05 '.' 0.1 ' ' 1

           exp(coef) exp(-coef) lower .95 upper .95
アルコール1    1.0279     0.9728    1.0106    1.0455
睡眠1          0.8116     1.2322    0.6952    0.9474
bmi1           1.1308     0.8843    1.0934    1.1695
朝食12         0.6027     1.6593    0.4578    0.7933

Concordance= 0.668  (se = 0.02 )
Rsquare= 0.03   (max possible= 0.744 )
Likelihood ratio test= 73.19  on 4 df,   p=4.774e-15
Wald test            = 80.88  on 4 df,   p=1.11e-16
Score (logrank) test = 80.89  on 4 df,   p=1.11e-16
```

- ハザード比は exp (coef) です．すべて Pr＜0.01 または $p＜0.001$ で有意となっています．ハ

ザード比は，因子1単位ごとのハザードです．糖尿病の発症確率は，ビール350 mLごとに1.0279倍，睡眠時間1時間増えると0.8116倍，BMIが1増えるごとに1.1308倍，毎日朝食を食べれば0.6027倍となっています．

- なお，睡眠時間は1時間減るごとに1÷0.8116＝1.2321倍，朝食を抜くと1÷0.6027＝1.6592倍になります．したがって，たとえばビールを毎日1缶（週7本）増やし，睡眠時間が2時間短くなり，BMIが3増え，朝食を摂らなくなると糖尿病の発症確率は，$1.0279^7 \times 1.2321^2 \times 1.1308^3 \times 1.6592 = 4.4$倍ほど高くなります．

⑤ベースラインの生存率曲線の描画（説明変数が平均値の場合）

糖尿病になっていない人の率が示されます．

```
> res.fit <- survfit(res)
> summary(res.fit)
Call: survfit(formula = res)

 time n.risk n.event survival  std.err lower 95% CI upper 95% CI
  195   2352       1    1.000 0.000361        0.999        1.000
  294   2303       1    0.999 0.000516        0.998        1.000
  301   2298       1    0.999 0.000634        0.998        1.000
  302   2295       1    0.999 0.000734        0.997        1.000
  316   2280       1    0.998 0.000823        0.997        1.000
```

↓

```
 1885    96       1    0.841 0.015892        0.810        0.872
 1904    73       1    0.830 0.018885        0.794        0.868
 1937    22       1    0.797 0.037341        0.727        0.874
 1962    13       1    0.748 0.059236        0.641        0.874
 1966    11       1    0.694 0.075717        0.561        0.860
```

```
> plot(res.fit)
```

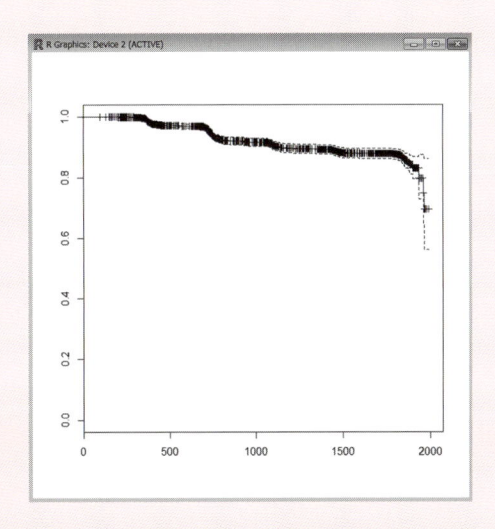

- 横軸は追跡日数，縦軸は生存率（survival：この場合は非糖尿病率）です．ばらつき（std.err）があるので幅をもったカーブになっています．ほぼ直線的に生存率が低下していますが，最後のところは人数が少ないのでばらつきが大きくなっています．

E 判別分析

判別分析は，ある対象が所属するグループ（従属変数）を，いくつかの因子（独立変数）で予測するための手法である．たとえば，多数の因子からある疾患にかかっているかどうかを区別する際に，ある関数，

$$Z = b_0 + b_1 X_1 + b_2 X_2 + \cdots + b_k X_k$$

があって，Zの値が0より小さい場合に疾患でないと判定でき，0より大きい場合に疾患と判定できれば便利である．独立変数 $X_1, X_2, \cdots, X_k$ は，この疾患を特定するのに役立ちそうな検査結果の値などである．このような関数を判別関数という．

グループが2つの場合を2群の判別，グループ数が3つ以上の場合を多群の判別という．2群の判別関数の係数は，「群間変動と群内変動の比を最大にする」という方針で直接計算することができる．しかし，以下で述べるマハラノビスの距離を考えれば，より視覚的にとらえることができ，3群以上の判別にも応用がきく．

・判別分析：discriminant analysis

1. マハラノビスの距離

マハラノビスの距離は「分散を考慮に入れた群の重心からの距離」と考えることができる．直感的にいえば，データのばらつきが大きい方向の単位距離を長くとり，ばらつきが小さい方向の単位距離を短くとることによって，ばらつきの大きさと方向性をキャンセルした距離といえる．たとえば，独立変数が2個の場合，散布図上でマハラノビスの距離の等しい点を結ぶと，楕円が描かれる．

ある群の重心からのマハラノビスの距離が最も短いデータをその群に属すると考えると，群の数が増えても判別が可能となる．

2群の2つの独立変数の分散と共分散が等しい場合，つまり平均の位置だけが異なって平行移動したような2つの分布の場合は，マハラノビスの距離が等しい点は直線上に並ぶ．その直線が求めるべき判別関数となる．

たとえば，健常者群（A）のデータの重心を $(X_{1A}, X_{2A}, \cdots)$ とし，患者群（B）のデータの重心を $(X_{1B}, X_{2B}, \cdots)$ とすると，ある点 $(x_1, x_2, \cdots)$ の2つの重心からの距離は，$\sqrt{(x_1-x_{1A})^2+(x_2-x_{2A})^2+\cdots}$ と $\sqrt{(x_1-x_{1B})^2+(x_2-x_{2B})^2+\cdots}$ となる．これが等しい点は直線となる．実際には，各群の分散が1となるように調整された空間での距離が使われる．

一般に，2群間のすべての独立変数の分散と共分散が等しい場合は，

・マハラノビスの距離：Mahalanobis distance

判別関数は前述の形の直線となる．等しくない場合は，マハラノビスの等距離点は一般には曲線（または曲面，超曲面）となる．

各群に属するデータの独立変数が，多次元正規分布をしていれば，判別関数は分布の重なりが最も小さくなる方向を示す直線となる．多次元正規分布は，どの次元（変数）に対しても正規分布しており，2次元で説明すると，中心に近づくにつれデータが多く，すなわち楕円型を呈する分布を考えればよい．

・多次元正規分布

2. 線形判別式

判別関数で Z＝0 とした式が判別式である．ここでは図で視覚的に理解しやすい 2 次元面での線形判別式を例として示す．

例 5.4　複数の検査結果からの疾病の診断（線形判別関数）

データセット「han1.txt」に，50 人に対する 2 種類の検査結果（ken1，ken2）と疾病（dis 0：なし，1：あり）が登録されています．検査結果から疾患の有無を判別する式を求めましょう．

〈解説〉

1) 線形判別関数パッケージ「MASS」を登録します．このパッケージを初めて使うときは，先にインストールしてください．

```
> library(MASS)
```

・このパッケージの詳細は，https://cran.r-project.org/web/packages/MASS/ を参照してください．このサイトから PDF マニュアルもダウンロードできます．

2) データを dat に読み込みます．

```
> dat <- read.delim("han1.txt")
> attach(dat)
```

3) 線形判別解析を実行して，結果を z に入れます．

```
> z <- lda(dis~ken1+ken2,dat)
```

・線形判別関数（lda）で，～の前の変数（dis）が群分けを示すデータ，～の後の変数（ken1 と ken2）が予測因子です．データセット dat を使って解析します．

4) 結果を確認します．

```
> z
Call:
lda(dis ~ ken1 + ken2, data = dat)

Prior probabilities of groups:
  0   1
0.5 0.5

Group means:
      ken1     ken2
0 70.75715 5.390871
1 47.28129 5.896993

Coefficients of linear discriminants:
           LD1
ken1 -0.1132163
ken2  0.9396227
```

- 判別前の両群の人数比（Prior probabilities of groups）は 0.5 vs 0.5 です．
- 両群での2つの検査値の平均値（Group means）が示されており，特に ken1 に大きな差がみられています．
- 次の判別式が得られました．ただし，定数は出力されません．
- 線形判別関数（LD1）：z＝－0.1132163×ken1＋0.9396227×ken2－c（定数）

5) 定数（c）を計算します．

z$mean：Group means として出力されていた疾病の有無で分けられた群の ken1 と ken2 の平均値

```
> z$means
      ken1     ken2
0 70.75715 5.390871
1 47.28129 5.896993
```

z$scaling：計算された線形判別式の2つの係数

```
> z$scaling
           LD1
ken1 -0.1132163
ken2  0.9396227
```

この2つの行列のかけ算（線形結合）した群平均が定数となります．

```
> mean(z$means%*%z$scaling)
[1] -1.37877
```

- （0_ken1×ken1_LD1）＋（0_ken2×ken2_LD1）と（1_ken1×ken1_LD1）＋（1_ken2×ken2_LD1）の平均値．

6) 判別式を計算します．
- 線形判別関数は，z＝－0.1132163×ken1＋0.9396227×ken2－（－1.37877）
- Z＝0とした座標が，疾病の有無の中間点（判別点）です．

- これを ken2 について解くと，ken2＝−1.467＋0.1202×ken1 となります．

7) 判別図を作成します．

①疾病なし群（dat0），あり群（dat1）のデータをそれぞれつくります．

```
> dat0 <- subset(dat,dis==0)
> dat1 <- subset(dat,dis==1)
```

②疾患なし群の散布図を描きます．

```
> plot(dat1$ken1,dat1$ken2,xlab="",ylab=""
  ,xlim=c(0,100),ylim=c(0,10),pch="×",col="red")
```

- 関数の引数は，横軸データ，縦軸データ，横軸ラベル，縦軸ラベル，横軸の範囲，縦軸の範囲，マークの順となります．

③図を重ねる指定をします．

```
> par(new=TRUE)
```

④疾病あり群の散布図を描きます．

```
> plot(dat1$ken1,dat1$ken2,xlab="",ylab=""
  ,xlim=c(0,100),ylim=c(0,10),pch="×",col="red")
```

- 関数の引数は，横軸データ，縦軸データ，横軸ラベル，縦軸ラベル，横軸の範囲，縦軸の範囲，マーク，色の順となります．

⑤判別直線を描きます．

```
> abline(-1.467,0.1202)
```

- 直線の式を y＝a＋bx とすると，関数の引数は，定数（a），係数（b）です．

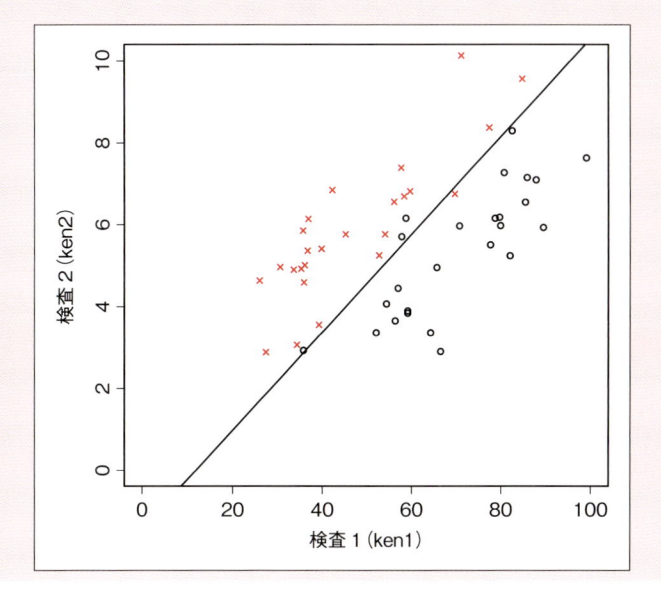

E．判別分析

- ○マークが疾患なしの群で，×マークが疾患ありの群です．
- 検査1単独，または検査2単独では，疾患の有無を分けることは難しいのですが，判別直線を使うと右下が疾患なし，左上が疾患ありと，予測してもよさそうです．
- 今回のデータでは間違った判別は4ケースなので，正解率は (50−4)÷50×100＝92%です．

8) 線形判別関数を正しく適用するためには，2つの群で共分散行列が等しいことが必要です．後になりましたが，確認しておきましょう．

①等共分散検定パッケージ「biotools」を登録します．
　初めてのときにはインストールを先にしてください．

```
> library(biotools)
```

- このパッケージの詳細は，https://cran.r-project.org/web/packages/biotools/を参照してください．このサイトから説明書もダウンロードできます．

②検査結果のみのデータ（dat2）をつくります．

```
> dat2 <- dat[,c("ken1","ken2")]
```

③疾患の有無のみのデータ（h）をつくります．

```
> h <- dat[,"dis"]
```

④BoxのM検定を行います．
　統計仮説：疾患なし群とあり群で共分散行列が等しい

```
> boxM(dat2,h)

        Box's M-test for Homogeneity of Covariance Matrices

data:  dat2
Chi-Sq (approx.) = 0.43971, df = 3, p-value = 0.9319
```

- p−value＝0.9319（$p≧0.05$）で，仮説は受け入れられます．
- 共分散が等しいことから線形判別関数を適用することが正しいといえます．

F　主成分分析

　従属変数がなく，独立変数相互間の構造を問題にする場合がでてくる．主成分分析は指定した変数を用いて少数の合成変数を新たに作成し，全変数の変動を説明するために用いられる．

　主成分分析は，
①さまざまな変数から，少数の合成変数を算出し，情報の圧縮を行う
②合成変数のもつ意味から変数間の関係を検討できる
③データのグループ化に用いられる
などの利点がある．

- 主成分分析：principal component analysis

1. 主成分とは

　最近は医療・福祉関係の職員の人事評価においては，基礎知識力・専門知識力・経験年数のみならず，リーダーとしての能力，調整能力，計画立案能力，指導力など多くの点から考慮されている．このように多くの因子が存在する場合，これらの因子を合成して「総合能力」という変数を考えたい場合，主成分分析という解析手法が有効である．主成分分析における総合点（総合能力を表す点数）は，各因子の得点と各因子のウエイトの積和で表される．

　つまり，いくつかの変数（この例ではさまざまな能力を点数化したもの）を $X_1, X_2, X_3, \cdots, X_k$ とすると，合成変数（総合得点：Z）は，

$$Z = a_1 X_1 + a_2 X_2 + \cdots + a_k X_k$$

のような1次式で表される．

・$a_1 \sim a_k$ は各因子のウエイト

　この式を主成分という．求められる主成分は必ずしも1つではないので，主成分を次のように表す．

$$Z_1 = a_{11} X_1 + a_{21} X_2 + \cdots + a_{1k} X_k$$
$$Z_2 = a_{21} X_1 + a_{22} X_2 + \cdots + a_{2k} X_k$$

……

$$Z_m = a_{m1} X_1 + a_{m2} X_2 + \cdots + a_{mk} X_k$$

　このような式の Z_1 を第1主成分，Z_2 を第2主成分という．つまり，主成分分析は k 個の変数を m 個の新しい主成分 $Z_1, Z_2, \cdots, Z_m$ に集約する方法である．主成分分析により，どのような因子（この例では知識や能力の得点）が各々の主成分に関与するかが明らかにされる．主成分分析は，主成分を算出するが，これらの主成分が具体的に何を表しているかは研究者が考察する必要がある．

2. 主成分分析の実際

　それでは実際に主成分分析を行ってみよう．

> **例5.5　患者が病院を選ぶ因子（主成分分析）**
> 「患者意識調査 .txt」に，ある病院で，患者さん50人に病院を選ぶときにどのような点を重視するかを「医師（の対応）」，「看護（師の対応）」，「交通（の利便性）」，「事務（職員の対応）」，「（診療の）待ち（時間）」，「（病院の）環境」の6項目について，100点法で調査したデータがあります．患者さんが病院を選ぶ際の主成分について検討してみましょう．

〈解説〉

①主成分分析パッケージ「psych」を登録します．

初めてのときは先にパッケージをインストールしてください．

```
> library(psych)
```

- このパッケージの詳細は，https://cran.r-project.org/web/packages/psych/を参照してください．このサイトから説明書もダウンロードできます．

②データを読み込みます．

```
> dat <- read.delim("患者意識調査.txt")
> attach(dat)
```

③主成分分析を実行します（分散共分散行列による解析）．

データセット dat を用いて，主成分を6個と指定し，分散共分散行列による解析を行います．

```
> principal(dat,nfactors=6,rotate="none",covar=TRUE)
Principal Components Analysis
Call: principal(r = dat, nfactors = 6, rotate = "none", covar = TRUE)
Unstandardized loadings (pattern matrix) based upon covariance matrix
          PC1   PC2   PC3   PC4   PC5   PC6  h2       u2 H2       U2
医師対応  10.83   1.2 -3.07 -1.05  4.80  0.76 153  5.7e-14  1  3.7e-16
看護対応   8.75   0.3 -0.18  0.82 -4.78  2.67 107  1.3e-13  1  1.2e-15
事務対応   7.50   1.3 -0.27  2.12 -1.80 -4.06  82  2.8e-14  1  3.5e-16
待ち時間   4.31  -2.5  7.82 -4.35  0.26 -0.42 105  2.8e-14  1  2.7e-16
交通利便  -0.96  13.6  2.37 -0.15  0.16  0.29 191 -2.8e-14  1 -1.5e-16
病院環境   1.09  -1.7  5.03  6.33  2.19  0.85  75 -5.7e-14  1 -7.6e-16

                         PC1    PC2    PC3   PC4   PC5   PC6
SS loadings           270.83 197.10 101.67 65.29 53.97 25.23
Proportion Var          0.38   0.28   0.14  0.09  0.08  0.04
Cumulative Var          0.38   0.66   0.80  0.89  0.96  1.00
Proportion Explained    0.38   0.28   0.14  0.09  0.08  0.04
Cumulative Proportion   0.38   0.66   0.80  0.89  0.96  1.00

 Standardized loadings (pattern matrix)
          item   PC1   PC2   PC3   PC4   PC5   PC6 h2       u2
医師対応     1  0.88  0.10 -0.25 -0.08  0.39  0.06  1  3.3e-16
看護対応     2  0.84  0.03 -0.02  0.08 -0.46  0.26  1  1.2e-15
事務対応     3  0.83  0.14 -0.03  0.23 -0.20 -0.45  1  3.3e-16
待ち時間     4  0.42 -0.24  0.76 -0.42  0.02 -0.04  1  2.2e-16
交通利便     5 -0.07  0.98  0.17 -0.01  0.01  0.02  1 -2.2e-16
病院環境     6  0.13 -0.19  0.58  0.73  0.25  0.10  1 -6.7e-16

                  PC1  PC2  PC3  PC4  PC5  PC6
SS loadings      2.36 1.09 1.01 0.78 0.47 0.28
Proportion Var   0.39 0.18 0.17 0.13 0.08 0.05
Cumulative Var   0.39 0.58 0.74 0.87 0.95 1.00
Cum. factor Var  0.39 0.58 0.74 0.87 0.95 1.00

Mean item complexity =  1.9
Test of the hypothesis that 6 components are sufficient.
```

- 生得点での解析結果（Unstandardized）も示されていますが，各得点の平均値と分散で標準化

された（standardized）結果が意味をもちます．
- 各因子がもつ情報量は，比例的分散（proportional var）で示されています．全体の分散を1としたときに，各因子の分散は因子の重要度（情報量）となります．第1主成分（PC1）が0.39（39％），第2主成分が0.18（18％）となっていて，この2つで過半数の情報量（57％）をもちます．
- 第1主成分（Z_1）と第2主成分（Z_2）は，次の式で計算されます．

Z_1＝PC1＝0.88×医師対応＋0.84×看護対応＋0.83×事務対応
　　　　　　＋0.42×待ち時間－0.07×交通利便＋0.13×病院環境

Z_2＝PC2＝0.10×医師対応＋0.03×看護対応＋0.14×事務対応
　　　　　　－0.24×待ち時間＋0.98×交通利便－0.19×病院環境

④各因子がもつ情報量の比率（寄与率）のスクリープロットを描きます．
　横軸が因子番号で縦軸が固有値です．固有値は，各主因子が元の因子何個分の情報量をもつかに対応しています．

```
> VSS.scree(dat)
```

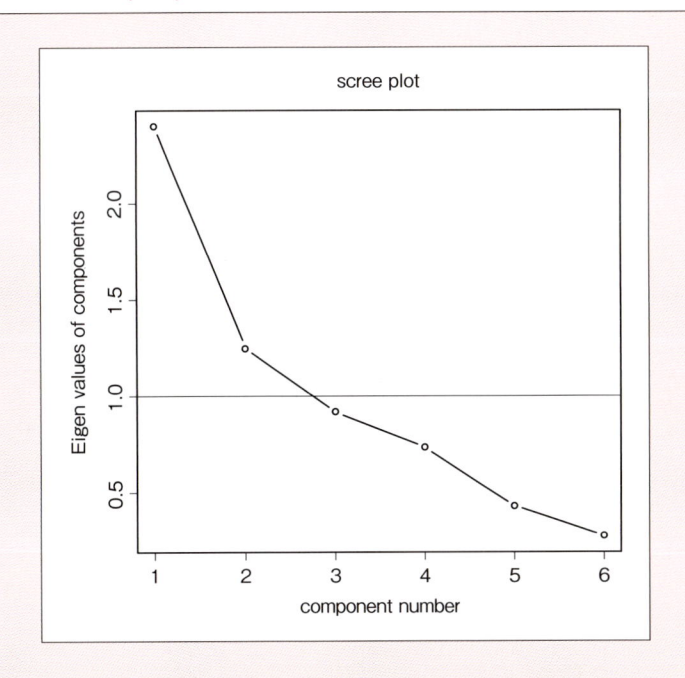

結論：第1主成分には医師・看護・事務の対応の比重が高いため患者さんが，この病院を選んだ最大の理由は「人の対応の良さ」と考えられます．次の第2主成分には交通利便が大きな比重を占めていました．この2つの因子で50％以上の理由を説明できます．

F．主成分分析

G 因子分析

因子分析は，多数の変数（スケール尺度）のもつ情報をより少ない次元で説明しようとする方法で，応用の面からは主成分分析と類似の点が多い方法である．しかし，因子分析は主成分分析で用いた合成変数を用いるのではなく，多くの変数を数少ない因子（ファクター）によって潜在的な構造を仮定する点で大きく異なっている．

・因子分析：factor analysis

1. 因子負荷量

因子分析では各々の因子について因子負荷量を計算する．そのために変数相互の関係を相関行列で検討する．相関係数の算出には，あらかじめ測定された多変数データを平均値＝0，分散＝1になるように標準化する．因子が $X_1, X_2 \cdots X_i$ で，症例数が n 人とし，X_{ij} をデータとすると，

$$標準値\ Z_{ij} = \frac{X_{ij} - Mean}{\sigma_{ij}} \quad (j=1, 2, \cdots, n)$$

・因子負荷量

求める因子負荷量を以下のように定義すると，

変数	因子	
	第1因子負荷量	第2因子負荷量
X_1	a_{11}	a_{12}
X_2	a_{21}	a_{22}

各データの基準値 Z_1, Z_2 は，

データ	Z_1	Z_2
1	$Z_{11}=a_{11}f_{11}+a_{12}f_{12}+e_{11}$	$Z_{12}=a_{21}f_{11}+a_{22}f_{12}+e_{12}$
2	$Z_{21}=a_{11}f_{21}+a_{12}f_{22}+e_{21}$	$Z_{22}=a_{21}f_{21}+a_{22}f_{22}+e_{22}$
⋮		
i	$Z_{i1}=a_{11}f_{i1}+a_{12}f_{i2}+e_{i1}$	$Z_{i2}=a_{21}f_{i1}+a_{22}f_{i2}+e_{i2}$
⋮		
n	$Z_{n1}=a_{11}f_{n1}+a_{12}f_{n2}+e_{n1}$	$Z_{n2}=a_{21}f_{n1}+a_{22}f_{n2}+e_{n2}$

ここで f_{ij} を共通因子，e_{ij} を独自因子という．

2. 共通性の推定

相関性の高い変数が統合されて，より少ない因子とされていく．共通因子を推定するために共通性の推定を行う．データが正規分布に従うときは，最尤度が用いられる．

・最尤度

3. 因子数の決定

因子分析を行う際は因子数の決定が重要となる．この因子数を変えるとそのたびに共通性が大きく変わるからである．因子数の決め方に法則はないが，相関行列を主成分分析した場合に1以上の固有値の数によって決められる場合が多い．

4. 因子軸の回転

座標軸のとり方は分析者が自由に決められるが，一般的には分散を最大（情報量が最も多い）にするバリマックス法がよく使われる．

• バリマックス法

5. 因子分析の実際

それでは実際に因子分析を行ってみよう．例題は主成分分析の 例5.5 で用いた患者意識調査データを用いる．

例5.6　患者が病院を選ぶ因子（因子分析）

「患者意識調査.txt」に，ある病院で，患者さん50人に病院を選ぶときにどのような点を重視するかを「医師の対応」，「看護師の対応」，「交通の利便性」，「事務職員の対応」，「診療の待ち時間」，「病院の環境」の6項目について，100点法で調査したデータがあります．患者さんが病院を選ぶ際の因子を分析してみましょう．

〈解説〉

①データを読み込みます．

```
> dat <- read.delim("患者意識調査.txt")
> attach(dat)
```

②因子分析（最尤法）を実行して，結果をFAに入れます．

```
> FA <- factanal(dat,factors=2,rotation="varimax")
```

- factors＝2：先に行った主成分分析の結果を参考として，因子数を2に指定しています．
- 回転法：バリマックス（varimax）
- この関数では，最尤法で推計されます．

③結果 FA の内容を表示します．

```
> FA
Call:
factanal(x = dat, factors = 2)

Uniquenesses:
医師対応 看護対応 事務対応 待ち時間 交通利便 病院環境
   0.488    0.345    0.241    0.479    0.943    0.899

Loadings:
         Factor1 Factor2
医師対応   0.714
看護対応   0.795   0.153
事務対応   0.870
待ち時間   0.212   0.690
交通利便          -0.234
病院環境           0.309

               Factor1 Factor2
SS loadings      1.951   0.654
Proportion Var   0.325   0.109
Cumulative Var   0.325   0.434

Test of the hypothesis that 2 factors are sufficient.
The chi square statistic is 2.36 on 4 degrees of freedom.
The p-value is 0.669
```

- ユニークさ（Uniquenesses）として，各因子の独立度の高さが示されています．
- 因子負荷量（Loadings）が，元の変数における求められた因子（Factor1 と 2）の割合です．
- 寄与率（Proportion Var）に求められた因子がもつ情報量の割合が示されています．
- 「2因子で十分」という統計仮説は棄却されませんでした．

④因子空間での変数プロットを行います．

```
> plot(FA$loadings,xlim=c(-1,1),ylim=c(-1,1),type="n")
> text(FA$loadings,labels=c("医師","看護","事務","待ち","交通","病院"))
```

- FA$loadings：結果の因子行列部分

  xlim=c（-1, 1）：グラフの X 軸の範囲

  ylim=c（-1, 1）：グラフの Y 軸の範囲

  type="n"：グラフへの自動的文字出力をしない

  label=c（…）：グラフへの文字出力…読込データセットにおける変数の並び順

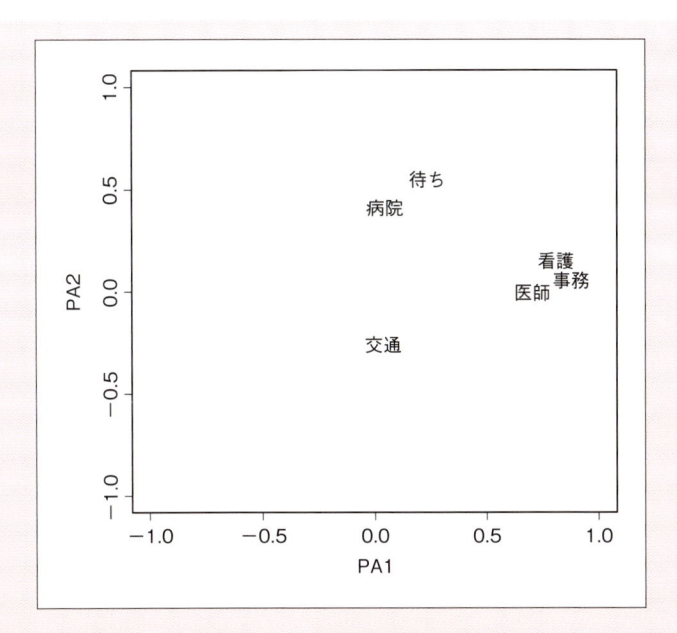

結果：この図からも，医師対応，看護対応，事務対応は因子1を多く含んでおり，待ち時間，病院環境は因子2を多く含んでいることが，視覚的に確認できます．

■ 文献
1) Y. Ping, Y. Ogushi et al. Lifestyle and colorectal cancer : A case-control study. *Environmental Health and Preventive Medicine* 1998；3 146-151.
2) 大櫛陽一ほか．年齢別基準値の意義と地域および年次比較．総合健診 2004；31：95-105.

第6章 多群の比較

A 同時推測

　3つ以上の群（多群）を比較する場合，基準群と他の群を比較したい場合と，総当たりで比較したい場合の2つに大別できる．それぞれの場合において，基本的にはまず「すべての群は基準群と等しい」，あるいは「すべての群は等しい」という統計仮説を検定する．これを同時推測という．

・同時推測：simultaneous statistical inference

1. 対照群との比較とすべての対の比較

　基準になる群，すなわち対照群との比較は，たとえば薬の投与量とその効果との関係を調べるような場合に用いられる．対照群にはプラセボ（偽薬）あるいは溶媒のみを投与し，いくつかの実験群（または処置群）にはそれぞれ薬の用量を変えて投与し，その効果（dose response）をみる．

・対照群との比較：comparisons with a control

　たいていの薬では多くの場合，ある用量までは薬の効果はほとんどみられず，それを超えると薬の量が増えるに従い効果も増強され，ある量からは薬の量が増えても効果はほぼ一定になってしまう，という結果が得られる．ここで，薬の効果が認められるのはどの用量からを知りたいときに，対照群との比較を行うのである．このときの統計仮説は「すべての群は基準となる群と等しい」となる．この方法を用いるのは，対照群との比較のみに注目し，実験群相互の比較には興味がない場合である．「すべての群は基準となる群と等しい」という統計仮説が棄却された場合，すなわち「対照群との間に有意の差が認められる実験群があった」場合には，実験群を次々に対照群と比較する．このような比較方法を多重比較という．ここで述べた対照群との比較は，Dunnett型の多重比較とよばれている．

・多重比較：multiple comparisons
・Dunnett型多重比較

　多群相互の比較は，たとえば3系統のマウスを同一条件で飼育し，系統により発育状態等に違いが出たかどうかを知りたい場合に用いられる．このときの統計仮説は「すべての群は等しい」であり，同時にすべ

ての群を比較する．このときの興味は，実験群の中でどれか他の群と違う群はあるのか，ということである．同時推測により「すべての群は等しい」という統計仮説が棄却された場合に，全群から選び出した2群のすべての組み合わせについて差があるかどうかを探索する．このすべての対の比較は，Tukey型の多重比較である．

- すべての対の比較：all pairwise comparisons
- Tukey型：多重比較

2. 対応のある多群の比較と対応のない多群の比較

2群の比較の場合と同様に多群の比較においても，対応のある標本の比較と，対応のない標本の比較がある．同じ動物にある期間をおいていくつかの異なる薬剤を投与してその効果を調べたり，同じ人の朝・昼・晩の体温や脈拍を比較したりする場合が，対応のある標本の比較である．動物をいくつかの群に分け，それぞれの群に異なる薬剤を投与してその効果を調べるのは，対応のない標本の比較である．いずれの場合にも，それぞれに適した検定方法を選んで用いなければならない．しかしここで，単純に2群の比較を繰り返し行ってはいけないことに注意をする必要がある．理由を以下に説明する．

3. なぜ個別の2群の比較の単純な繰り返しではいけないのか？

多群の比較をするとき，得られたデータをみて，そのうち最も差がありそうな2群を1組だけ取り出して差の検定（たとえばt検定など）を行う場合がある．しかしよく行われるのは，全群の中から2群を取り出し，そのすべてあるいはいくつかの組み合わせについて群間の比較を繰り返してしまうことである．

では，多群の比較において「すべての群は等しい」という統計仮説について検定を行うのはなぜだろうか．それは，これらの群から選び出した2群についてのいくつかの組み合わせに対して統計仮説を検定して次々に比較を行うと，偶然に有意差があるとする確率，すなわち第1種の誤りの確率が高くなるからである．

- 第1種の誤り

k個の群をそれぞれ2群ずつ組み合わせ，そのすべての組み合わせについて平均値の比較を行うTukey型の多重比較の場合を考えてみる．この場合，できる組み合わせの数は全部で${}_kC_2$である．たとえば，A〜Dの4群があるとき，このうちから2群を取り出す組み合わせは，(A−B, A−C, A−D, B−C, B−D, C−Dの6通りある．

個々の仮説の有意水準をα_i，全体の有意水準（統計仮説：$\mu_1=\mu_2=\cdots=\mu_k$が正しいのにこれを棄却してしまう確率）をαとする．

h個の仮説が独立していれば

$$1-\alpha=\prod_{i=1}^{h}(1-\alpha_i) \quad \text{ただし,}\quad h={}_kC_2$$

α_iがすべて等しいときには

$$1-\alpha=(1-\alpha_i)^h$$

もし，α_iがすべて等しくある程度小さいときには，

$$\alpha=1-(1-\alpha_i)^h\fallingdotseq h\alpha_i \quad \text{となる.}$$

たとえば，4群について可能な6つの統計仮説を$\alpha_i=0.05$で検定する場合，$\alpha=0.265$となり，それぞれの仮説がすべて真であったとしても，どれかの組み合わせで有意差があると判定される確率は約26.5%にもなってしまうのである．全体の有意水準を5%に維持するには，

$$\alpha_i=0.05\div 6\fallingdotseq 0.0083 \quad \text{あるいは}\quad \alpha_i=1-\sqrt[6]{1-0.05}\fallingdotseq 0.0085$$

に下げて検定する必要がある（Bonferroniの補正）．

Dunnett型の多重比較では，興味の対象となる比較は対照群とそれぞれの実験群との比較だけに限られるので，比較の数は実験群の数（全群から対照群を引いた数）すなわち$k-1$になる．この場合はα_iがすべて等しければ，

$$\alpha=1-(1-\alpha_i)^{k-1}\fallingdotseq(k-1)\alpha_i$$

$$\alpha_i=\frac{\alpha}{k-1}$$

たとえば，3群の実験群（A～C）を対照群Dと比較したい場合には，組み合わせは（A−D，B−D，C−D）の3通りになり，$\alpha=0.05$で検定する場合，

$$\alpha_i=0.05\div 3\fallingdotseq 0.0167 \quad \text{あるいは}\quad \alpha_i=1-\sqrt[3]{1-0.05}\fallingdotseq 0.0169$$

として検定すればよい．

B 独立した多群の比較

3群以上の別人間の比較を行うときにも，データ尺度や分布によって統計手法が異なる．

```
多群の標本の同時推測
                │
         ┌──────┴──────┐
      スケール    データ尺度    名義, 2値
         │       順序         │
    ┌────┴────┐   │           │
   Yes  正規  No  │           │
    │            │           │
 ┌──┴──┐         │           │
等しい 分散 異なる │           │
   (Levene検定)  │(Dunnett型) │
    │     │     │           │
 ┌──┴──┐  │     │           │
 1個 因子 2個以上│           │
  │       │     │           │
一元配置  二元配置 Kruskal-Wallis検定
分散分析  分散分析  (6-B-3)
(6-B-1)  (6-B-2)
    │           │
 (post hoc 多重比較) (post hoc 多重比較)
    │           │
 ┌──┴──┐        │
あり 対照群 なし  │
  │       │    │
Dunnett  Tukey  Mann-WhitneyのU検定   クロス集計表
                (Bonferroniの補正)    カイ2乗検定
                  (6-B-4)              3章
```

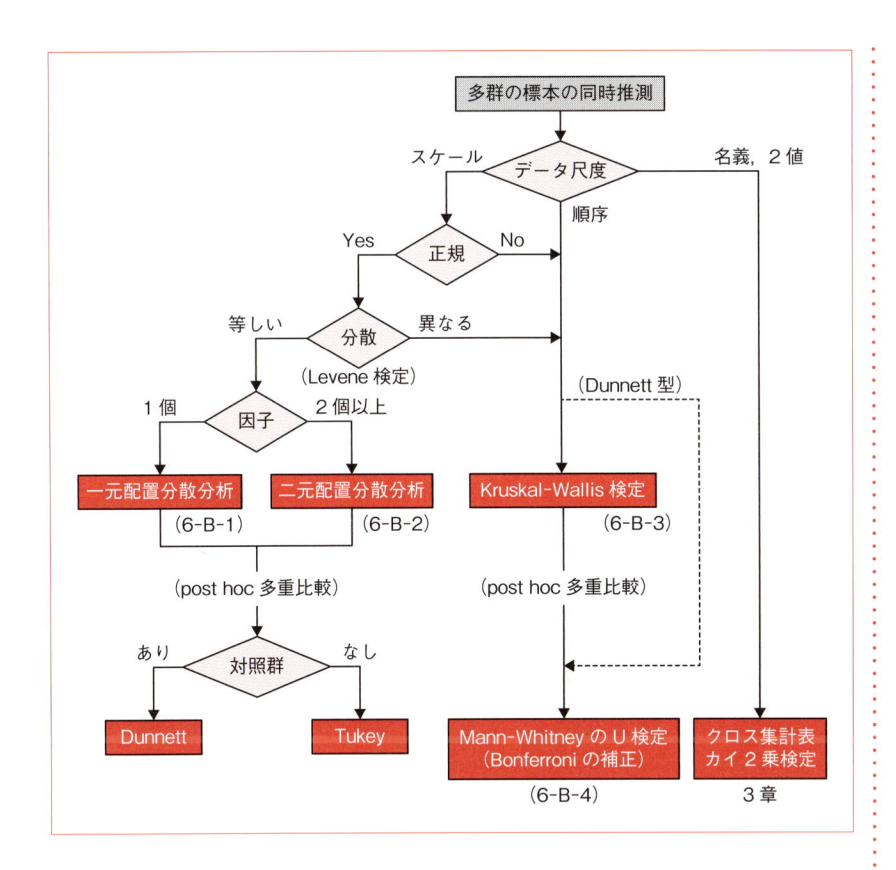

1. 一元配置分散分析

　ある介入を行った効果を実験で観察するとき，その観測値（データ）には無作為抽出による偶然の変動（誤差）以外にも種々の要因，たとえば個体差，日内変動，日間変動，温度差，湿度差，気圧差，慣れ，などが影響を与える．これらの望ましくない要因の影響をできるだけ除去するように実験を組み立てるのが実験計画法であり，そこでは実験の目的としての要因を因子（factor），因子のカテゴリを水準（level），実験でとりあげなかった，あるいは未知の要因による誤差と偶然誤差をあわせて実験誤差とよぶ．

　正規分布する母集団から無作為に得られた標本がそれぞれ独立しており，すべての母集団の分散が等しい場合，多群の平均値の比較には，分散分析を用いる．名前が示すように，分散分析では（不偏）分散を用いてばらつきを解析することにより，平均値についての結論を引き出す．

　因子が1つの場合の分散分析は，一元配置分散分析とよばれる．ある因子Aの効果をみるために，k個の水準$A_1, A_2, \cdots, A_k$に分けて介入を行う実験を考える．Aのi番目の水準A_i $(i=1, 2, \cdots, k)$のj番目$(j=1, 2, \cdots, n)$のデータをY_{ij}，そこに含まれる実験誤差をe_{ij}と表す．データの総平均値を$\mu = \bar{Y}_{..}$，水準A_iに属する効果をα_iとすると，ANOVA

・無作為抽出

・実験誤差：experimental error

・分散分析：analysis of variance (ANOVA)

・一元配置分散分析：one-way ANOVA

・$\bar{Y}_i$は水準A_iの平均値

のモデルは,

$$Y_{ij}=\mu+\alpha_i+e_{ij}$$

と表現することができる.

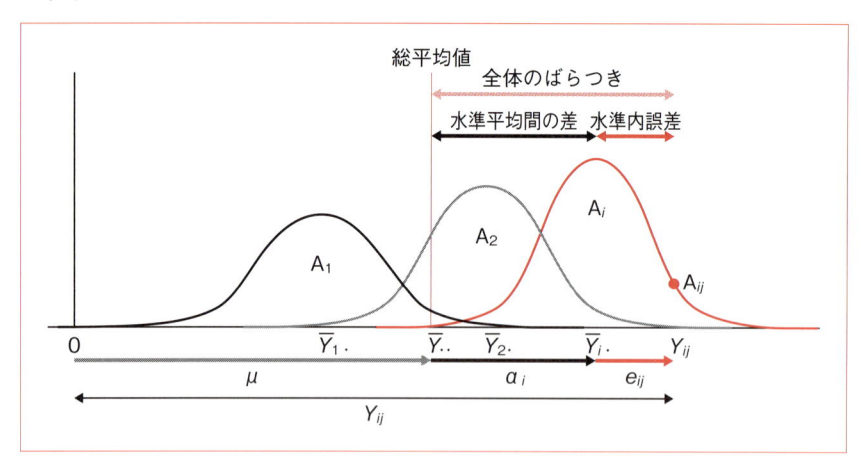

ここで e_{ij} を各水準で同じ分散 σ_e^2, 平均値 0 の正規分布をすると仮定する. 水準 A_i におけるデータの平均値（水準平均値）を $\mu_i=\bar{Y}_i.$ とすると,

$$\mu_i=\mu+\alpha_i$$

と表せる. 因子 A の効果は,

検定仮説: $\alpha_1=\cdots=\alpha_i=\cdots=\alpha_k=0$　すなわち　$\mu_1=\cdots=\mu_i=\cdots=\mu_k=\mu$

を検定することで調べられる. 水準平均値が異なる場合のある 1 つのデータについて考えてみる. そのデータのばらつきは水準平均値間の差から生じ, 残りのばらつきは水準内の実験誤差から生じる. 後者は個々のデータと水準平均値との差の平方和（水準内平方和）で定量化できる. 全体のばらつきは個々のデータと総平均値との差の平方和（総平方和）で定量化できる. 検定仮説が真であるならば, 水準内平方和は総平方和に近い値になる. 検定仮説が偽（対立仮説）[★1]であるならば, 個々のデータは総平均値よりも水準平均値に近く水準内平方和は総平方和に比べて小さくなることが予想される.

$$総平方和\quad SS_T=\sum_i\sum_j(Y_{ij}-\bar{Y}..)^2$$

$$水準間平方和\quad SS_A=n\sum_i(\bar{Y}_i.-\bar{Y}..)^2$$

$$水準内平方和\quad SS_E=\sum_i\sum_j(Y_{ij}-\bar{Y}_i.)^2$$

の間には

★1 対立仮説は「1 つまたはそれ以上の母平均が他と異なる」であり, 一般にそのもとでは F>1 であることが期待されるので, 検定は両側 α/2 点ではなく上側 α 点だけでよい. また, ここで統計仮説を棄却した後で, どの水準が他のどの水準と異なるのかを知るには, 2 群ごとに多重比較を行う（post hoc 検定）.

第 6 章 多群の比較

$$SS_T = SS_A + SS_E$$

の関係が成り立つ.

不偏分散は平方和を自由度で割ったもので,

$$\text{水準間不偏分散} \quad V_A = \frac{SS_A}{k-1}$$

$$\text{水準内不偏分散} \quad V_E = \frac{SS_E}{k(n-1)}$$

「統計仮説：因子の効果はすべての水準で等しい[★2]（$\mu_1 = \cdots = \mu_i = \cdots = \mu_k = \mu$）」のもとでは,

$$\text{分散比} \quad F = \frac{V_A}{V_E}$$

は近似的に自由度 k−1, k(n−1) の F 分布に従う. この性質を利用して, 自由度 k−1, k(n−1) の F 分布の上側 α 点を F(α) とすると,

$$F \geq F(\alpha)$$

であれば, 統計仮説を有意水準 α で棄却できる.

> ★2 ANOVA では水準をカテゴリとして取り扱い, それぞれの水準同士にどのような関係があるかは考慮されない. 因子がスケール（間隔・比率尺度）のときは何らかの基準でカテゴリに分け, 順序尺度の場合も名目尺度として扱えば, 分散分析を用いることができる.

例 6.1 赤血球数の年齢間比較（一元配置分散分析）

女性の赤血球数は年代により異なるでしょうか. データセットは「健診3年比較.txt」です.「性別」は男性："M", 女性："F", 年代は「年齢99」に20～50歳代として, 赤血球数は「rbc99」に登録されています.

1996年度, 1999年度, 2002年度のデータが登録されており, それぞれの変数の後に年度を示す数値 (96, 99, 02) が付けられています. ここでは, 1999年度のデータを使います.

〈解説〉

①データを読み込む

```
> dat <- read.delim("健診3年比較.txt")
> attach(dat)
```

②まず, Shapiro-Wilk 検定を行い, 20, 30, 40, 50歳代で, 赤血球数の正規性を調べます.

```
> dat20 <- subset(dat,(性別=="F")&(年代99==20))
> shapiro.test(dat20$rbc99)

        Shapiro-Wilk normality test

data:  dat20$rbc99
W = 0.99409, p-value = 0.8053
```

```
> dat30 <- subset(dat,(性別=="F")&(年代99==30))
> shapiro.test(dat30$rbc99)

        Shapiro-Wilk normality test

data:   dat30$rbc99
W = 0.99741, p-value = 0.6906

> dat40 <- subset(dat,(性別=="F")&(年代99==40))
> shapiro.test(dat40$rbc99)

        Shapiro-Wilk normality test

data:   dat40$rbc99
W = 0.99721, p-value = 0.3983

> dat50 <- subset(dat,(性別=="F")&(年代99==50))
> shapiro.test(dat50$rbc99)

        Shapiro-Wilk normality test

data:   dat50$rbc99
W = 0.99678, p-value = 0.7197
```

- すべての年代で p≧0.05 なので正規性は否定されませんでした．
- 次に，4 群の「分散が等しい」仮説を検定します．

③多群での等分散仮説に対するレーベン検定を含むパッケージ「car」を登録します．初めてのときは，先にインストールしてください．

```
> library(car)
```

- このパッケージの詳細は，https://cran.r-project.org/web/packages/car/ を参照してください．このサイトから説明書もダウンロードできます．

④女性で，年代が 20～50 歳代のみのデータをつくります．

```
> dat1 <- subset(dat,(性別=="F")&(年代99>=20)&(年代99<=50))
> attach(dat1)
```

⑤群を指定する変数は，明示された<「因子」である必要があります．

```
> 年代 <- factor(年代99)
```

⑥レーベン検定を行います．

統計仮説：全群の分散は等しい

```
> leveneTest(rbc99~年代,data=dat1)
Levene's Test for Homogeneity of Variance (center = median)
        Df F value Pr(>F)
group    3  0.7458 0.5248
      1559
```

- $p=0.5248≧0.05$ で，年代が 20～50 歳代での赤血球数の分散は等しい．
- いずれの群でも，赤血球数の正規性が否定されず，群間で等分散を仮定できますから，分散分析を使うことができます．

⑦一元配置分散分析を行います．

統計仮説：年代による赤血球数に差はない

```
> oneway.test(rbc99~年代99,data=dat1,var.equal=T)

        One-way analysis of means

data:  rbc99 and 年代99
F = 11.214, num df = 3, denom df = 1559, p-value = 2.79e-07
```

- 99年度のデータで赤血球数（rbc99）が，20〜50歳の4つの年代（年代99）で等しいという統計仮説を，等分散を条件とした一元配置分散分析で検定します．
- 水準間の自由度3，水準内での自由度1559でのF検定で，F値が11.214．$p = 2.79 \times 10^{-07}$ ＜0.05で，年代により赤血球数が等しい仮説は棄却されました．
- 群間に有意差があるので，その後の検定（post hoc 検定）を行ってください．
- 20歳代を基準として，30歳代，40歳代，50歳代と3回の比較を行う Dunnett 型とすると，Bonferroni の補正により，有意水準は0.0167になります．

2. 二元配置分散分析

　一元配置とは対象を1つの因子で分類することを意味していたが，同時に2つ（以上）の別な因子（たとえば居住地区と性別〔と年代〕など）で分類したい場合がある．このようなときには二元配置分散分析を用いる．

　因子 A を a 個の水準 $A_1, A_2, \cdots, A_a$ に，因子 B を b 個の水準 $B_1, B_2, \cdots, B_b$ に分けて N＝ab 群の個体に介入を行う実験を考える．水準 A_i と水準 B_j の両方に属する k 番目（$k=1, 2, \cdots, n$）のデータを Y_{ijk}，そこに含まれる実験誤差を e_{ijk} と表す．データの総平均値を μ，水準 A_i に属する効果を a_i，水準 B_j に属する効果を b_j すると，二元配置分散分析のモデルは，

$$Y_{ijk} = \mu + a_i + b_j + (ab)_{ij} + e_{ijk}$$

と表現することができる．ここで e_{ijk} は各水準で同じ分散 σ_e^2，平均値 0 の正規分布をすると仮定する．なお $(ab)_{ij}$ は交互作用効果（interaction）である．

　因子 A の効果は，

$$\text{検定仮説}: a_1 = \cdots = a_i = \cdots = a_a = 0$$

を，また因子 B の効果は，

- 二元配置分散分析：two-way ANOVA

検定仮説：$b_1 = \cdots = b_j = \cdots = b_b = 0$

を，一元配置分散分析を拡張した考え方で F 検定することにより調べられる．

例 6.2　年代およびストレスレベルの違いによる女性の赤血球数の比較（二元配置分散分析）

前述の 例 6.1 で赤血球数が年代によって異なるかどうかを女性について調べましたが，ここではストレスを感じる頻度によって赤血球数に差があるかどうかについても同時に調べます．データセットは「健診3年比較.txt」です．1999年度のデータで解析します．
ストレス回数が4レベル化された値は変数 strs99_4 に登録されています．
0：週0回，1：週2回以下，2：週4回以下，3：それ以上

〈解説〉

1) データを読み込みます．

```
> dat <- read.delim("健診3年比較.txt")
```

2) 女性で，年代が20〜50歳代のみのデータ（dat1）を作成します．

```
> dat1 <- subset(dat,(性別=="F")&(年代99>=20)&(年代99<=50))
```

3) 年代，ストレス回数，赤血球数のみのデータ（dat2）を作成します．

```
> dat2 <- dat1[,c("年代99","strs99_4","rbc99")]
```

4) 欠損値を含まないデータ（dat3）を作成します．

```
> dat3 <- subset(dat2,(年代99!="NA")&(strs99_4!="NA")&(rbc99!="NA"))
> attach(dat3)
```

5) 第1キーを年代，第2キーをストレス回数にしてソーティングしたデータ（dat4）を作成します．

```
> dat4 <- dat3[order(年代99,strs99_4),]
```

6) 各年代，各ストレス回数のデータを作成します．

```
> dat20_a <- subset(dat4,年代99==20)
> dat30_a <- subset(dat4,年代99==30)
> dat40_a <- subset(dat4,年代99==40)
> dat50_a <- subset(dat4,年代99==50)
> dat0_s <- subset(dat4,strs99_4==0)
> dat1_s <- subset(dat4,strs99_4==1)
> dat2_s <- subset(dat4,strs99_4==2)
> dat3_s <- subset(dat4,strs99_4==3)
```

7) 各年代で赤血球数の正規性を検定します．

```
> shapiro.test(dat20_a$rbc99)

        Shapiro-Wilk normality test

data:  dat20_a$rbc99
W = 0.99242, p-value = 0.6865
> shapiro.test(dat30_a$rbc99)

        Shapiro-Wilk normality test

data:  dat30_a$rbc99
W = 0.99754, p-value = 0.7422
> shapiro.test(dat40_a$rbc99)

        Shapiro-Wilk normality test

data:  dat40_a$rbc99
W = 0.997, p-value = 0.3486
> shapiro.test(dat50_a$rbc99)

        Shapiro-Wilk normality test

data:  dat50_a$rbc99
W = 0.9966, p-value = 0.6958
```

8) 各ストレスで赤血球数の正規性を検定します．

```
> shapiro.test(dat0_s$rbc99)

        Shapiro-Wilk normality test

data:  dat0_s$rbc99
W = 0.99235, p-value = 0.0793
> shapiro.test(dat1_s$rbc99)

        Shapiro-Wilk normality test

data:  dat1_s$rbc99
W = 0.99817, p-value = 0.8286
> shapiro.test(dat2_s$rbc99)

        Shapiro-Wilk normality test

data:  dat2_s$rbc99
W = 0.99438, p-value = 0.2798
> shapiro.test(dat3_s$rbc99)

        Shapiro-Wilk normality test

data:  dat3_s$rbc99
W = 0.99847, p-value = 0.9955
```

- いずれも正規性が認められましたので，分散分析が可能です．

9) 分散分析を行う．

統計仮説：赤血球数は，年代とストレスの影響を受けない

①Rで，二元配置分散分析を行うためには複雑な操作が必要なので，井関龍太さんが開発された

「ANOVA 君」という R 用コマンドファイルを使うことを勧めます．インストールや操作の方法は下記を参照してください．

　　http://riseki.php.xdomain.jp/index.php?ANOVA 君

このサイトからダウンロードした「ANOVA 君」のコマンドファイル（anovakun_xxx.txt）を次の手順で開く．以下では anova 君のバージョン（xxx）が 472 になっています．
R Console 画面をクリックしてから，

ファイル→R コードのソースを読み込み…→ファイルの種類を "All files（*.*）" にする→「anovakun_472.txt」を選択→ 開く（O）

```
> source("E:\\統計学\\R\\ANOVA君\\anovakun_472.txt")
```

- ここは各自の実習用ファイルの保存ディレクトリにより異なります．

② 「ANOVA 君」を使って二元配置分散分析を行います．

```
> anovakun(dat4,"ABs",4,4)

[ ABs-Type Design ]

This output was generated by anovakun 4.7.2 under R version 3.2.3.
It was executed on Tue Jan 19 10:49:04 2016.
```

- 第 2 引数「"ABs"」は，被験者間因子が二つ（A と B）であることを指示しています．
  第 3 引数「4」は因子 A が 4 レベル，第 4 引数「4」は因子 B も 4 レベルであることを指示しています．
- 詳しくは，井関龍太さんのページ http://riseki.php.xdomain.jp/→「ANOVA 君」→「ANOVA 君の使い方」を見てください．

③ 各クラスでの基本統計量が計算されます．

```
<< DESCRIPTIVE STATISTICS >>
----------------------------------
 A   B    n      Mean      S.D.
----------------------------------
 a1  b1   29   439.0000   27.0370
 a1  b2   46   440.8043   35.6206
 a1  b3   31   445.7419   31.6775
 a1  b4   29   453.7241   27.7281
 a2  b1   95   431.4105   33.5593
 a2  b2  150   434.4667   29.8885
 a2  b3  106   439.6981   35.0173
 a2  b4  106   438.2453   35.3908
 a3  b1  119   424.5294   37.0409
 a3  b2  238   432.5672   35.3570
 a3  b3  122   431.6393   31.8628
 a3  b4  112   433.4375   34.5576
 a4  b1   96   443.1875   33.7144
 a4  b2  120   441.7417   31.6850
 a4  b3   65   444.8000   29.7470
 a4  b4   57   436.4561   30.9551
----------------------------------
```

- 年代 4 クラス×ストレス回数 4 クラス ＝16 クラスごとケース数（n）と，赤血球数の平均値

(Mean),標準偏差(S.D.)が計算されています.

④続いて分散分析が行われます.

```
<< ANOVA TABLE >>

== This data is UNBALANCED!! ==
== Type III SS is applied. ==

-----------------------------------------------------------------
 Source            SS       df        MS     F-ratio   p-value
-----------------------------------------------------------------
      A     35659.8236      3    11886.6079   10.6499   0.0000 ***
      B      6032.1821      3     2010.7274    1.8015   0.1449 ns
   A x B    10208.6499      9     1134.2944    1.0163   0.4244 ns
  Error   1679759.1749   1505     1116.1191
-----------------------------------------------------------------
  Total   1732947.3070   1520     1140.0969
                      +p < .10, *p < .05, **p < .01, ***p < .001
```

- 分散分析の結果です.Source の A は年代,B はストレス回数で,A×B が二元配置分散分析です.
- それぞれについて F 検定が行われています.
- 年代差は有意($p<0.001$)ですが,ストレス回数と二元配置分散分析では有意差がありません.

⑤有意差があった因子に対して,その後の検定(post hoc)が行われます.

```
<< POST ANALYSES >>

< MULTIPLE COMPARISON for "A" >

== Shaffer's Modified Sequentially Rejective Bonferroni Procedure ==
== The factor < A > is analysed as independent means. ==
== Alpha level is 0.05. ==

----------------------------
  A    n     Mean      S.D.
----------------------------
 a1  135  444.8176   31.5299
 a2  457  435.9551   33.2314
 a3  591  430.5434   34.9300
 a4  338  441.5463   31.7698
----------------------------

-----------------------------------------------------------------
  Pair      Diff    t-value   df       p     adj.p
-----------------------------------------------------------------
 a3-a4   -11.0030   4.6172   1505   0.0000   0.0000   a3 < a4 *
 a1-a3    14.2742   4.3737   1505   0.0000   0.0000   a1 > a3 *
 a1-a2     8.8625   2.6609   1505   0.0079   0.0236   a1 > a2 *
 a2-a3     5.4118   2.5262   1505   0.0116   0.0349   a2 > a3 *
 a2-a4    -5.5912   2.2600   1505   0.0240   0.0479   a2 < a4 *
 a1-a4     3.2713   0.9372   1505   0.3488   0.3488   a1 = a4
-----------------------------------------------------------------

output is over --------------------///
```

- 4つの年代間で総当たり6回の t 検定が行われています．Bonferroni の補正が行われた有意確率（adj.p）をみてください．
- 20歳代（a1）に対して，30歳代（a2），さらに40歳代（a3）と赤血球数は低下しますが，50歳代では20歳代と差がないまで上昇しています．
- これは閉経により，貧血が改善することを示していると考えられます．コレステロール値と血圧も閉経後上昇します．更年期に対して悪いイメージが植え付けられていますが，コレステロール値が上昇することは免疫力が高まることが判明しましたし，血圧が上がるのは加齢に打ち勝って脳により多くの血液を送る元気な証拠なので，更年期とは「若返る」というのが本来の意味だったのです．

3. Kruskal-Wallis 検定

標本が正規分布する母集団から得られたものであると仮定できない場合は，ノンパラメトリック検定を用いる．正規分布しない2群を比較するのに Mann-Whitney の U 検定を用いたように，多群の比較でも順位を利用するのが適切である．すべての対の比較に用いられる Kruskal-Wallis 検定は順位を用いた一元配置分散分析で，次の手順による．

① k 群の各標本数を $n_1, n_2, \cdots, n_k$ とする．すべての群の全標本（標本数 $N = n_1 + n_2 + \cdots + n_k$）を小さい順に並べて順位をつける．同順位の場合は平均順位とし，同順位の数を m，同順位の各組の標本数を t_h とする．

② 各群の平均ランク $\bar{R}_i$ を求める．第 i 群（$i=1,2,\cdots,k$）の j 番目（$j=1,2,\cdots,n_j$）のデータ順位を r_j，順位和を R_i とすると，

$$\bar{R}_i = \frac{R_i}{n_i} \quad \text{ただし} \quad R_i = \sum_{j=1}^{n_i} r_j$$

統計仮説：$\bar{R}_1 = \bar{R}_2 = \cdots = \bar{R}_k$

③ 検定統計量 H を，次の式により求める．

$$H = \frac{\frac{12}{N(N+1)} \sum_{i=1}^{k} \frac{R_i^2}{n_i} - 3(N+1)}{1 - \frac{\sum_{h=1}^{m}(t_h^3 - t_h)}{N^3 - N}}$$

④ H は統計仮説のもとで，近似的に自由度 k−1 のカイ2乗（χ^2）分布をするという性質を利用し，平均ランクの差を検定する．$H \geq \chi^2$（有意水準＝α，自由度＝k−1）のとき，統計仮説を有意水準 α で棄却できる．

⑤ 統計仮説が棄却されたら，2群の比較で用いた Mann-Whitney の U 検定を利用し，有意水準 α を組み合わせの数で割った値に下げて（Bonferroni の補正）その後の検定を行う．つまり，k 個の群で比較

- ノンパラメトリック検定
- Kruskal-Wallis 検定：Kruskal-Wallis one-way analysis of variance
- Mann-Whitney の U 検定
- Bonferroni の補正

を行うときは，組み合わせの数は $_kC_2$ である．個々の仮説の有意水準を α_i とすると，$\alpha_i = \alpha \div {_kC_2}$ として検定すればよい．

例6.3　6つの地域間での女性の赤血球数の同時比較（Kruskal-Wallis検定）

ある市町村での健診結果が「老健95.txt」に登録されています．地域（area1：1～6）の女性について赤血球数（rbc）に差があるかを検定してください．

〈解説〉

①データを読み込み，女性のみを抽出したデータセット（dat1）をつくります．

```
> dat <- read.delim("老健95.txt")
> dat1 <- subset(dat,sex==2)
> attach(dat1)
```

- ここでは省略しますが，各地域別の赤血球数は正規分布していませんでした．

②クルスカルウォリス検定を行います．

統計仮説：6つの地域で赤血球数は等しい

```
> kruskal.test(rbc~area1)

        Kruskal-Wallis rank sum test

data:  rbc by area1
Kruskal-Wallis chi-squared = 14.418, df = 5, p-value = 0.01316
```

- 統計仮説は棄却されました．p-value$=0.01316$（$p<0.05$）．

4. Mann-Whitney の U 検定

多群の標本の比較では，たとえば異なる介入（濃度を変えた投薬など）で得たデータを比較したい場合も多い．ここでの興味の対象は，対照データ（偽薬を投与した群など）と各介入によるデータとの比較，または隣り合う2群のデータの比較，あるいは最大値または最小値との比較などであり，各群のデータすべての組み合わせを比較することには意味がない場合がほとんどである．こうした比較では，先に述べたKruskal-Wallis検定を用いると全群のデータを同時に比較してしまい，補正が過剰にかかってしまう．2群の比較で用いたMann-Whitneyの U 検定を利用し，前述のように有意水準を実験カテゴリの数で割った値に下げて（Bonferroniの補正）検定を行うとよい．

先の 例6.3 の続きとして2群間の比較としてMann-Whitneyの U 検定を行ってみよう．この比較では，すべての居住地域の組み合わせに興味があるので，$_6C_2=15$ 通りの組み合わせについて $\alpha_i=0.05\div15 \fallingdotseq 0.0033$ として検定する．

さて，ここで有意差が認められた場合，少し考えてみる必要がある．

• Mann-Whitney の U 検定

これまでの例題でもみてきたように，赤血球数には年齢が影響する．居住地域による差は，その年齢構成が異なっているためかもしれないからである．

各自で，多群比較で有意差が出た後の検定（post hoc 検定）を行ってほしい．

• post hoc 検定

C 対応のある標本の比較

ある観測項目について，対象である同一個体ごとに異なった状況で複数回観測する実験は，医学・生物学分野ではよく行われる．この最も簡単な例は，介入の前後に1回ずつ観測を行って介入の効果を調べる実験で，2章Ｂ「対応のある2群の比較」で説明した．ここでは，たとえば介入後の観測について，時間をおいて何度か行う場合を考える．

また，同一個体に複数の介入を行う場合もある．その利点は必要な被験者あるいは実験動物数を少なくできること，実験誤差から個体間の変動を除去できることである．しかし前回の介入の効果が消える前に次の介入を行うために起こる「持ち越し効果」，前回の処理と新しい処理が交互作用をもつために起きる「潜在効果」，繰り返し処理を受けることにより慣れが生じるための「学習効果」等については，実験計画を立案する際に十分に検討し，制御する必要がある．

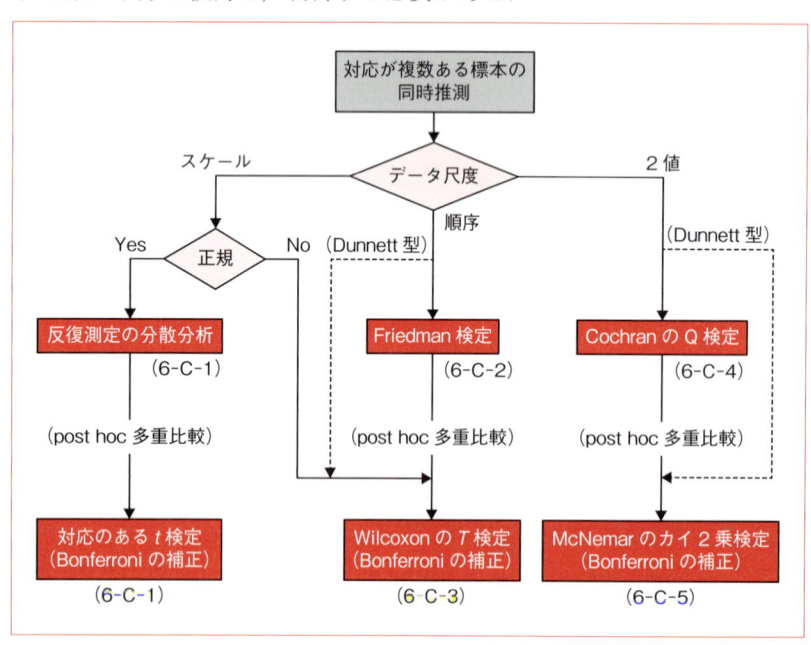

• 持ち越し効果
• 潜在効果
• 学習効果

1. 反復測定の分散分析

標本が正規分布する母集団から得られたものであると仮定できる場合，対応のある t 検定を複数回行うのは，ここまで述べてきたように統

計学的に独立ではないため最善の方法ではない．そこで前節で説明した分散分析を利用する．

・分散分析

　ここでは毎回の計測時に策定される観測の種類，たとえば体温や血圧が因子であり，これらを仮に朝・昼・晩の3回計測すると，これがその因子の水準となる．しかし同一個体からの各因子に関するデータは，水準内で各個体への依存性があり，これを考慮した手続きが必要になる．対応のある t 検定で2変数の差を分析したように，分散分析でも得られたデータをそのままではなく，それらの差の線形結合（対比）を分析する．

・線形結合（対比）

　ある因子Aについてk個の水準 $A_1, A_2, \cdots, A_k$ で反復測定を行う実験を考える．対比を形成する方法は数多く存在するが，因子Aに対して形成できる統計的に独立した対比の数は (k−1) 個である．最も単純なk=3についてみると，多項式対比では，

$$線形 = -A_1 + A_3$$
$$2次 = A_1 - 2A_2 + A_3$$

などがある．さらに各対比を係数の平方和の平方根（線形では $\sqrt{(-1)^2 + 1^2} = \sqrt{2}$，2次では $\sqrt{1^2 + (-2)^2 + 1^2} = \sqrt{6}$ で割り，対比を正規化する．こうして正規化した対比（変容後の変数）について B で説明した分散分析の手法を用いて検定を行う．なお，この分散分析で必要とされる仮定は，「変容後の変数の分散がすべて等しく，それらの共分散は0（共分散行列が対角線上では等しい分散をもち，非対角成分である共分散は0）である」ということで，この検定に Mendoza の球面性検定を利用できる．多次元空間で上記の条件が成立していると分布が球面状になるという仮説が検定される．

例 6.4　3つの年度間での20歳代女性の赤血球数の対応のある比較（反復測定の分散分析）

3年ごとに計3回の健診を受診した20歳代の女性の赤血球数は，受診年度により異なるでしょうか？　20歳代の女性で調べましょう．データセットは「健診3年比較.txt」です．
初年度の年代は，変数「年代96」に登録されています．
1996, 1999, 2002 年度の赤血球数は，「rbc96」，「rbc99」，「rbc02」として登録されています．

〈解説〉
Rで反復測定の分散分析を行うためには複雑な操作が必要なので，井関龍太さんが開発された「ANOVA君」というR用コマンドファイルを使うことを勧めます．インストールや操作の方法は 例 6.2 および下記を参照してください．
http://riseki.php.xdomain.jp/index.php?ANOVA君

①ダウンロードした「ANOVA君」のコマンドファイルを次の手順で開きます．

　　<u>ファイル</u>→<u>Rコードのソースを読み込み…</u>→ファイルの種類を"All files（*.*）"にする
　　→「anovakun_472.txt」を選択→ 開く（O）

```
> source("E:\\統計学\\R\\ANOVA君\\anovakun_472.txt")
```

- ここは各自の実習用ディレクトリ名で表示されます．

②データを読み込みます．

```
> dat <- read.delim("健診3年比較.txt")
> attach(dat)
```

③女性で20歳代のケースを抽出してデータ（dat1）を作成します．

```
> dat1 <- subset(dat,(性別=="F")&(年代96==20))
```

④3年度の赤血球だけのデータ（dat2）を作成します．

```
> dat2 <- dat1[,c("rbc96","rbc99","rbc02")]
```

⑤まず，Shapiro-Wilk 検定により正規性の検定を行います．

```
> shapiro.test(dat2$rbc96)

        Shapiro-Wilk normality test

data:  dat2$rbc96
W = 0.97631, p-value = 0.1849
```

```
> shapiro.test(dat2$rbc99)

        Shapiro-Wilk normality test

data:  dat2$rbc99
W = 0.9907, p-value = 0.5273

> shapiro.test(dat2$rbc02)

        Shapiro-Wilk normality test

data:  dat2$rbc02
W = 0.99591, p-value = 0.7672
```

- いずれも正規性が棄却されませんでしたから，分散分析が可能です．

⑥分散分析を実行します．

　　統計仮説：3年度の赤血球数に差はない

```
> anovakun(dat2, "sA", 3)
```

- 第2引数「"sA"」は，被験者内因子が一つ（A）であることを指示しています．
- 第3引数「3」は，因子が3レベルであることを指示しています．
- 詳しくは，井関龍太さんのページ「ANOVA君の使い方」をみてください．

```
[ sA-Type Design ]

This output was generated by anovakun 4.7.2 under R version 3.2.3.
It was executed on Tue Jan 19 11:25:55 2016.

<< DESCRIPTIVE STATISTICS >>

== The number of removed case is 270. ==

------------------------------
  A   n     Mean      S.D.
------------------------------
 a1  63   445.6667  26.7244
 a2  63   443.3492  32.4217
 a3  63   434.3175  29.5066
------------------------------
```

- A は年度（a1：1996 年度，a2：1999 年度，a3：2002 年度），n はケース数，Mean と S.D. は平均値と標準偏差です．

```
<< SPHERICITY INDICES >>

== Mendoza's Multisample Sphericity Test and Epsilons ==

-------------------------------------------------------------------------
 Effect  Lambda  approx.Chi  df     p       LB      GG      HF      CM
-------------------------------------------------------------------------
    A    0.7038    0.6911     2  0.7078 ns  0.5000  0.9889  1.0213  1.0181
-------------------------------------------------------------------------
                         LB = lower.bound, GG = Greenhouse-Geisser
                         HF = Huynh-Feldt-Lecoutre, CM = Chi-Muller
```

- 等分散仮説検定（球面性検定）には Mendoza 法が使われています．
  有意差がないので，等分散が受け入れられます．

```
<< ANOVA TABLE >>

-----------------------------------------------------------------
 Source           SS      df      MS     F-ratio   p-value
-----------------------------------------------------------------
      s    129706.6667   62   2092.0430
-----------------------------------------------------------------
      A      4530.6984    2   2265.3492   8.3292   0.0004 ***
    s x A   33725.3016  124    271.9782
-----------------------------------------------------------------
  Total   167962.6667  188    893.4184
           +p < .10, *p < .05, **p < .01, ***p < .001
```

- $p=0.0004<0.001$ で，3 年度の赤血球数に有意差があります．

```
< MULTIPLE COMPARISON for "A" >

== Shaffer's Modified Sequentially Rejective Bonferroni Procedure ==
== The factor < A > is analysed as dependent means. ==
== Alpha level is 0.05. ==

----------------------------
  A    n     Mean      S.D.
----------------------------
  a1   63   445.6667  26.7244
  a2   63   443.3492  32.4217
  a3   63   434.3175  29.5066
----------------------------


--------------------------------------------------------
  Pair    Diff    t-value   df      p      adj.p
--------------------------------------------------------
  a1-a3  11.3492  4.0849    62   0.0001   0.0004  a1 > a3 *
  a2-a3   9.0317  2.9888    62   0.0040   0.0040  a2 > a3 *
  a1-a2   2.3175  0.7703    62   0.4441   0.4441  a1 = a2
--------------------------------------------------------
```

- その後の検定で2年度間の比較検定が行われています．
- 3つの年度間で総当たり3回の t 検定が行われています．Bonferroni の補正が行われた有意確率（adj.p）をみてください．
- 1996年度（a1）と1999年度（a2）に有意差はないが，2002年度（a3）だけは他の2つの年度に比較して有意に低下していました．原因は加齢と思われます．

2. Friedman 検定

　対応が多数ある標本に適用されるノンパラメトリック検定のうち，すべての対の比較においてよく利用されるのがFriedman検定である．これは順位を使った二元配置分散分析法（6-B-2参照）である．ケース数 N，測定回数（水準数）k のデータを検定する手順は以下のようになる．

• Friedman 検定：Friedman's two-way analysis of variance by ranks

① データをケースごとに小さい順に並べて $1, 2, \cdots, k$ と順位をつける．
　同順位の場合は，平均順位として，ケースjの同順位の組の数をm_j，同順位の組 h のデータ数を t_{jh} とする．

② i 回目 $(i=1, 2, \cdots, k)$ の測定（水準）における順位和 C_i および平均ランク $\bar{R}_i = \dfrac{C_i}{N}$ を計算する．
　統計仮説：$C_1 = C_2 = \cdots = C_k$

③ 検定統計量 D を次の式により求める．

$$D = \dfrac{\dfrac{12}{Nk(k+1)} \sum_{i=1}^{k} C_i^2 - 3N(k+1)}{1 - \dfrac{\sum_{j=1}^{N} \sum_{h=1}^{m_j} (t_{jh}^3 - t_{jh})}{(Nk)^3 - Nk}}$$

④ D は統計仮説のもとで近似的に自由度 $k-1$ のカイ 2 乗（χ^2）分布をするという性質を利用し，順位和の差を検定する．$D \geq \chi^2$（有意水準＝α，自由度＝$k-1$）のとき，統計仮説を有意水準 α で棄却できる．

⑤ 統計仮説が棄却されたら，2 群の比較で用いた Wilcoxon の T 検定を利用し，有意水準 α を組み合わせの数で割った値に下げて（Bonferroni の補正）その後の検定を行う．k 個の群で比較を行うとき，組み合わせの数は ${}_kC_2$ である．個々の仮説の有意水準を α_i とすると，$\alpha_i = \alpha \div {}_kC_2$ として検定すればよい．

• Wilcoxon の T 検定

> **例 6.5** 40 歳代女性の 3 つの年度間での BMI の対応のある比較（反復測定の Friedman 検定）
>
> 3 年ごとに計 3 回の健診を受診した 40 歳代の女性の BMI（body mass index）は受診年代により異なるでしょうか？ データセットは「健診 3 年比較.txt」です．
> 1996，1999，2002 年度の BMI は，「bmi96」，「bmi99」，「bmi02」として登録されています．
>
> 〈解説〉
>
> ① データを読み込みます．
>
> ```
> > dat <- read.delim("健診3年比較.txt")
> > attach(dat)
> ```
>
> ② 女性で 40 歳代のみのデータ（dat1）を作成します．
>
> ```
> > dat1 <- subset(dat,(性別=="F")&(年代96==40))
> ```
>
> ③ 変数 bmi96，bmi99，bmi02 のみのデータ（dat2）を作成します．
>
> ```
> > dat2 <- dat1[,c("bmi96","bmi99","bmi02")]
> ```
>
> ④ Shapiro-Wilk 検定により正規性の検定を行います．
>
> ```
> > shapiro.test(dat2$bmi96)
>
>         Shapiro-Wilk normality test
>
> data:   dat2$bmi96
> W = 0.93849, p-value = 6.872e-13
>
> > shapiro.test(dat2$bmi99)
>
>         Shapiro-Wilk normality test
>
> data:   dat2$bmi99
> W = 0.93341, p-value = 5.114e-13
>
> > shapiro.test(dat2$bmi02)
>
>         Shapiro-Wilk normality test
>
> data:   dat2$bmi02
> W = 0.9474, p-value = 9.603e-12
> ```

- いずれの変数も正規性が認められないので，分散分析ではなくノンパラメトリックの Friedman 検定の適応となります．
⑤ Friedman 検定用のマトリックスを作成します．

```
> z <- matrix(c(dat2$bmi96,dat2$bmi99,dat2$bmi02),ncol=3,byrow=F)
> head(z)
     [,1] [,2] [,3]
[1,] 24.6 24.1 24.7
[2,] 24.0 24.6 23.3
[3,] 35.3 33.5 32.2
[4,] 23.5 23.0 22.6
[5,] 23.6 23.4 23.8
[6,] 22.7 22.7 23.5
```

⑥ Friedman 検定を行います．

統計仮説：3つの年度で BMI の差はない

```
> friedman.test(z)

        Friedman rank sum test

data:  z
Friedman chi-squared = 7.3143, df = 2, p-value = 0.02581
```

- p-value＝0.02581（$p<0.05$）3つの年度で BMI は有意差あり．
- 次の項で，その後の検定（post hoc）を行います．2つの年度間で対応のある検定を3回行います．

3. Wilcoxon の T 検定

6-B-4 の Mann-Whitney の U 検定で述べたように，対照群との比較では，先に述べた Friedman 検定を用いると全時点のデータを同時に比較してしまい，補正が過剰にかかってしまう．2群の比較で用いた Wilcoxon の T（符号付き順位和）検定を利用し，有意水準を実験カテゴリの数で割った値に下げて（Bonferroni の補正）検定を行うとよい．

- Wilcoxon の T 検定：符号付き順位和検定

例 6.6　ポストホック検定（Wilcoxon の T 検定と Bonferroni の補正）

先の 例 6.5 の続きとして，2群間の比較を行ってみましょう．ここではすべての受診年度の組み合わせについて BMI の差を調べます．

〈解説〉

組み合わせの数は3ですから，有意水準を 0.05 → 0.017，0.01 → 0.003，0.001 → 0.0003 に下げる Bonferroni の補正を適用します．

統計仮説：ペアの差が正と負の順位和は等しい

① 3つの組み合わせに対して Wilcoxon の T 検定を行います．例 6.5 のデータを読み込んでいないとエラーになるので，例 6.5 に続けて行ってください．

```
> wilcox.test(dat2$bmi96,dat2$bmi99,paired=TRUE)

        Wilcoxon signed rank test with continuity correction

data:  dat2$bmi96 and dat2$bmi99
V = 42192, p-value = 0.9537
alternative hypothesis: true location shift is not equal to 0

> wilcox.test(dat2$bmi96,dat2$bmi02,paired=TRUE)

        Wilcoxon signed rank test with continuity correction

data:  dat2$bmi96 and dat2$bmi02
V = 42904, p-value = 0.01337
alternative hypothesis: true location shift is not equal to 0

> wilcox.test(dat2$bmi99,dat2$bmi02,paired=TRUE)

        Wilcoxon signed rank test with continuity correction

data:  dat2$bmi99 and dat2$bmi02
V = 35126, p-value = 0.001311
alternative hypothesis: true location shift is not equal to 0
```

- Bonferroniの補正を考慮すると，有意水準は 0.05÷3＝0.017（*），0.01÷3＝0.003（**），0.001÷3＝0.0003（***）となります．
- bmi96とbmi99は有意差がありませんでしたが，bmi96とbmi02，bmi99とbmi02は有意差がありました．

②有意差のみられた2つの組み合わせについて差を調べましょう．

```
> summary(dat2$bmi02-dat2$bmi99)
   Min. 1st Qu.  Median    Mean 3rd Qu.    Max.    NA's
-5.3000 -0.4500  0.2000  0.1421  0.7500  3.1000      27
> summary(dat2$bmi02-dat2$bmi96)
   Min. 1st Qu.  Median    Mean 3rd Qu.    Max.
-5.0000 -0.6000  0.1000  0.1526  0.9000  4.4000
```

- 正規分布していないので，中央値（Median）に注目します．
- bmi02はbmi99より0.2，bmi96より0.1大きいようです．
- 40歳代女性は，6年間で少しですがBMIが大きくなるようです．ほとんどの人には健康上影響のある程度ではありませんが，運動や食事に関心をもったほうがよい年代でしょう．

4. CochranのQ検定

　対応が多数ある標本を比較したい場合にデータの種類がすべて2値データ（0と1）であればCochranのQ検定が利用できる．これはMcNemarのカイ2乗（χ^2）検定をk回の測定を行う場合に拡張したものにあたる．ケース数N，測定回数（水準数）kのデータを検定する手順は以下のようになる．

- CochranのQ検定： Cochran's Q test

① j 番（$j=1, 2, \cdots, N_k$）のケースにおける 1 の介入数 R_j を求める．

$$R_j = \sum_{i=1}^{k} x_{ij}$$

② i 回目（$i=1, 2, \cdots, k$）の測定（水準）における 1 のケース数 C_i を求める．

$$C_i = \sum_{j=1}^{N} x_{ij}$$

③ すべてが 2 値データである k 個の変数について，次式により Q の値を計算する．

$$Q = \frac{(k-1)\left[k\sum_{i=1}^{k} C_i^2 - \left(\sum_{i=1}^{k} C_i\right)^2\right]}{k\sum_{j=1}^{N} R_j - \sum_{j=1}^{N} R_j^2}$$

統計仮説：$C_1 = C_2 = \cdots = C_k$

④ Q は統計仮説のもとで近似的に自由度 $k-1$ のカイ 2 乗分布をするという性質を利用して，C_i の差を検定する．$Q \geq \chi^2$（有意水準 $= \alpha$，自由度 $= k-1$）のとき，統計仮説は有意水準 α で棄却できる．

> **例 6.7**　**20 歳代男性の健診総合判定変化の同時比較（Cochran の Q 検定）**
>
> 3 年ごとに計 3 回の健診を受診した 20 歳代の男性の総合判定（0：異常認めず，1：異常あり）は，受診年度により異なるでしょうか？　データセットは「健診 3 年比較 .txt」です．
> 総合判定は，それぞれ変数「総合 96_2」，「総合 99_2」，「総合 02_2」に登録されています．
>
> 〈解説〉
>
> 統計仮説：3 年度の総合判定は等しい
>
> ① データを読み込みます．
>
> ```
> > dat <- read.delim("健診3年比較.txt")
> ```
>
> ② 男性，20 歳代のデータ（dat1）をつくります．
>
> ```
> > dat1 <- subset(dat,(性別=="M")&(年代96==20))
> ```
>
> ③ 3 ケ年度の総合判定のみを含むデータ（dat2）をつくります．
>
> ```
> > dat2 <- dat1[,c("総合96_2","総合99_2","総合02_2")]
> ```
>
> ④ 欠損値を含むケースを除いたデータ（dat3）をつくります．
>
> 　　後で行う各列の平均値計算（colMeans）と Cochran の Q（cochranq.test）では，欠損値があると計算してくれません．
>
> ```
> > dat3 <- subset(dat2,(総合96_2!="NA")&(総合99_2!="NA")&(総合02_2!="NA"))
> ```

⑤ 3 つの変数の平均値を同時に計算します．

```
> colMeans(dat3[,c("総合96_2","総合99_2","総合02_2")])
  総合96_2   総合99_2   総合02_2
0.5255102 0.6326531 0.7534014
```

- この場合，総合判定は 2 値ですから，平均値は異常ありの率になります．
- 年度ごとに異常ありの率が高くなっているようです．

⑥ Cochran の Q 検定を行うには，「CVST」というパッケージの登録が必要です．初めてのときはインストールを先にしてください．

```
> library(CVST)
```

- このパッケージの詳細は，https://cran.r-project.org/web/packages/CVST/ を参照してください．このサイトから説明書もダウンロードできます．

⑦ Cochran の Q 検定を行います．

```
> cochranq.test(dat3)

        Cochran's Q Test

data:  dat3
Cochran's Q = 95.964, df = 2, p-value < 2.2e-16
```

- 3 年度の総合判定には有意差がありました．$p\text{-value}=2.2\times10^{-16}$（$p<0.001$）
- 次の項で，その後の検定（post hoc）を実施します．

5. McNemar のカイ 2 乗検定

　データの種類がすべて 2 値データでも，基準となるデータと複数の対応するデータを比較したい場合に Cochran の Q 検定を用いると全群を同時に比較してしまい，補正が過剰にかかってしまう．2 群の比較で用いた McNemar のカイ 2 乗検定を利用し，有意水準を実験群の数で割った値に下げて（Bonferroni の補正）検定を行うとよい．

・McNemar のカイ 2 乗検定

例 6.8　ポストホック検定（McNemar のカイ 2 乗検定と Bonferroni の補正）

先の 例 6.7 の続きとして，2 群間の比較を行ってみましょう．ここではすべての受診年度の組み合わせについて総合判定結果の変化を調べます．組み合わせの数は 3 ですから，有意水準を 0.05 → 0.017，0.01 → 0.003，0.001 → 0.0003 に下げる Bonferroni の補正を適用します．

〈解説〉

統計仮説：総合判定が「異常を認めず」から「異常あり」に，「異常あり」から「異常を認めず」に変化した人数は等しい．

① 2つの年度の総合判定による 2×2 表を，3つつくります．

```
> attach(dat3)
```

```
> tbl1 <- table(総合96_2,総合99_2)
> tbl1
        総合99_2
総合96_2   0   1
      0 156 123
      1  60 249
> tbl2 <- table(総合96_2,総合02_2)
> tbl2
        総合02_2
総合96_2   0   1
      0 103 176
      1  42 267
> tbl3 <- table(総合99_2,総合02_2)
> tbl3
        総合02_2
総合99_2   0   1
      0 100 116
      1  45 327
```

② 上記の3つの組み合わせで，McNemar のカイ2乗検定を行います．

統計仮説：改善率と悪化率は同じ

連続性の補正は不要です（correct=F）．

```
> mcnemar.test(tbl1,correct=F)

        McNemar's Chi-squared test

data:  tbl1
McNemar's chi-squared = 21.689, df = 1, p-value = 3.207e-06

> mcnemar.test(tbl2,correct=F)

        McNemar's Chi-squared test

data:  tbl2
McNemar's chi-squared = 82.367, df = 1, p-value < 2.2e-16

> mcnemar.test(tbl3,correct=F)

        McNemar's Chi-squared test

data:  tbl3
McNemar's chi-squared = 31.311, df = 1, p-value = 2.199e-08
```

結論：1996年度から1999年度，1996年度から2002年度，1999年度から2002年度において，有意確率は，すべて $p < 0.0003$（$p < 0.001$ 相当）となっています．総合判定が「0：異常を認めず」から「1：異常あり」に変化した人数が，「1：異常あり」から「0：異常を認めず」に変化した人数より有意に多くなっています．つまり，3年ごとに健康状態が悪化しているのです．単に加齢の影響か，この地域における健康リスクが存在するのかを今後研究する必要がありそうです．

第7章 研究計画法

A 研究の目的について

　研究とは，自然現象や社会活動についての科学的な分析とその報告である．これらの研究の動機は，研究者本人による疑問や感動に基づくべきである．その研究目的は，本人の価値観や人生観からの視点が入るべきである．

　たとえば，「日本の高齢者対策は高齢者本人にとって幸せなのだろうか？」という疑問が起こったとする．身近な親類縁者の状況を見たり，特別養護老人ホームの見学を続ける間に，高齢者の表情が「もっと生き生きとならないのだろうか？」と感じたことが背景にあった．自分の親や自身の将来も心配になってくる．すると次のようなことを調べたくなるであろう．

　高齢者の定義／人数／今後の予測，現在の高齢者施設の種類／入居条件／入居者の人数／サービスの内容／費用／家族との関係，在宅サービスの種類／受けている人数／回数／費用，高齢者の健康状態／健診状況／疾病や介護の予防対策….

　また，「海外ではどのような状況なのか？」，「都道府県や市町村による違いは？」，「毎年の状況はどうなっているのか？」などと，さまざまな比較をしてみたくなる．そのうち，「自分がボランティアで話し相手になってみたらどうなるかな？」，「犬や猫などのペットとかかわるといいのでは？」といったアイデアが浮かぶかもしれない．

　もし，実践するチャンスがあれば，その前後で，高齢者が「どのように変化したのか」比較したくなるであろう．比較した結果，次の新しいアイデアが浮かんでくることは間違いない．このように，次々と考えが広がっていくことになると思われる．研究とは，自己実現の手段の1つであり，これが人や社会の役に立つ場合には，その充実感はすばらしいものとなるであろう．

　「研究の基本は観察である」といわれている．研究者本人の視点で，現象を納得のいくまで観察することである．研究での観察は，科学的観

察でなければならない．科学的とは，客観性（観察者によるばらつきが少ないこと）と再現性（観察ごとのばらつきが少ないこと）が要求されるということである．感動，怒りというような主観も大切であるが，多くの人と共有できるように，観察を具体化する必要がある．したがって，観察結果をデータとして記録しなければならない．観察当初のデータは記述的であってもいいが，観察を進めるにしたがって分析可能なデータにする必要がある．これについては，データ尺度で勉強した．

　また，十分に考察が行われ，分析される必要がある．分析の基本は分類であり，地域での研究や公衆衛生学的研究では，居住地／性別／年齢階層／年度などによる分類を基本とし，臨床研究では，疾患／罹患期間／重症度／検査結果による分類ごとの観察が必要である．

　世界で初めての発見に出会い，最後まで1人で研究を達成する幸せに恵まれればすばらしいことであるが，世界には多くの研究者がおり同じようなことに興味をもって研究をしている．したがって，先人の研究成果を調べて，「すでにどこまでわかっているのか？」を勉強してから自分の研究のスタートを見極めることになる．

　これには，成書，雑誌，学会や研究会の報告書などを読んだり，さらに学会，研究会，講演会などに参加して生の声を聞いたり，指導教官，先輩などの意見に耳を傾けたりするとよい．1つのすばらしい論文に出会うと，そこに引用されている多くの論文を読めば，効率よく次の資料と出会えることになる．

　データの統計的解析結果はエビデンス（evidence）といわれる．エビデンスに基づく医療は evidence based medicine（EBM）といわれている．経験や権威に基づく医療からの脱皮であり，事実に基づいた科学的医療を実践しようという方法論である．ここでいう事実とは，「ほんもの」の論文に書かれた結論である．

　EBM という考え方により，文献の読み方が変わってきた．従来は，論文の結果をすべて既成事実として読んでいたが，これからは「批判的」に読もうということである．批判的に読むには，著者と同程度以上の研究能力が要求される．批判的に読むことにより，「ほんもの」を見分ける力がつく．

B　研究方法について

研究の方法について整理すると次のようになる．

* evidence based medicine：EBM

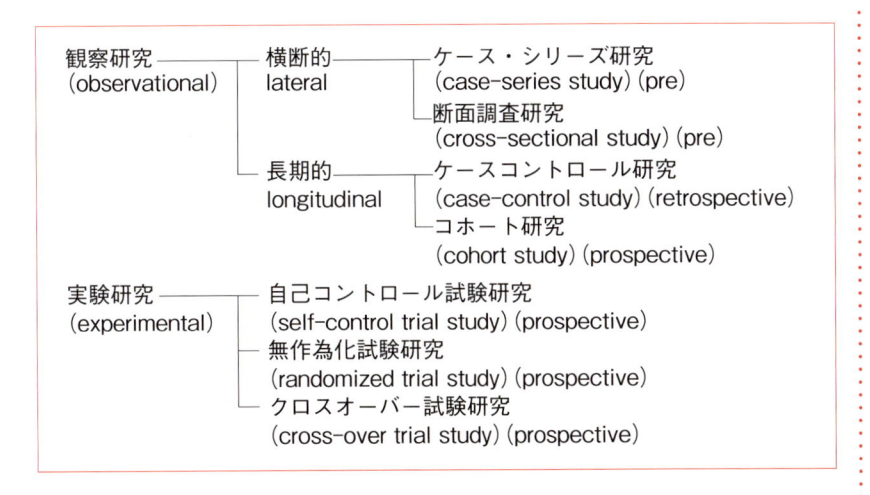

```
観察研究 ─┬─ 横断的 ─┬─ ケース・シリーズ研究
(observational)  │  lateral   │  (case-series study)(pre)
          │           └─ 断面調査研究
          │              (cross-sectional study)(pre)
          └─ 長期的 ─┬─ ケースコントロール研究
             longitudinal │  (case-control study)(retrospective)
                     └─ コホート研究
                        (cohort study)(prospective)
実験研究 ─┬─ 自己コントロール試験研究
(experimental) │  (self-control trial study)(prospective)
        ├─ 無作為化試験研究
        │  (randomized trial study)(prospective)
        └─ クロスオーバー試験研究
           (cross-over trial study)(prospective)
```

- pre：前段階研究
- retrospective：後ろ向き研究
- prospective：前向き研究

　以下でこれらについて解説する.「人」とあるところは「動物」となることもある.「2群」とあるところは「3群以上」でもよいが,その場合の統計手法は多群の比較を行える別の手法を使うことになる.

1. ケース・シリーズ研究

　この研究は,観察結果の詳細をまとめたものであり,本格的研究の前段階の報告である.全く新しい発見の速報や珍しい事例の具体的な報告としても使われる方法である.十分な観察やその報告は,研究の計画やアイデアに大いに参考になる.多くの事例を整理し,その特徴を分析する統計手法として,要約統計(度数分布表,記述統計,クロス集計)が使われる.

- ケース・シリーズ研究：case-series study
- 要約統計

2. 断面調査研究

　この研究は,ある時点での状況をまとめたものであり,やはり本格的分析の前段階の報告である.一般に,サーベイランスや世論調査結果などがこれにあたる.この断面調査研究の連続的分析は,将来予測として使われる.たとえば,疾患別入院患者数の予測では,1か月ごとの退院患者数よりも,毎月特定の日の断面調査の方が役に立つ(付録4参照).この理由について考えよ.

　統計手法としては,要約統計とともに将来予測として線形回帰分析などが使われる.

- 断面調査研究：cross-sectional study
- 線形回帰分析

3. ケース・コントロール研究

　この研究では,原因と結果の関係を定量的に分析することを目的としている.ケースとは,研究目標となる疾患などの結果をもつ人であり,コントロールとは健常者などのようにその結果をもたない人(対照群)

- ケース・コントロール研究：case-control study

である．この2群で，原因をもつ割合の違いを分析する．結果をもつ人の群で特定の原因が多い場合には，その原因が結果に影響を及ぼしていると考えられるからである．

　この研究では，研究対象となる疾患の患者（ケース）をまず調査して，健常者（コントロール）を「マッチング（matching）」により選ばなければならない．公衆衛生学での「マッチングとは，各ケースと同じ居住地，性別，年齢の健常者を選ぶ．この理由は，これらの因子により疾患の発生に差が出る可能性があり，その影響を除去するためである．

・マッチング：matching

　臨床研究で治療法の比較をする場合には，新しい治療法を受けた患者が「ケース」となり，従来の治療を受けた患者が「コントロール」となる．このように，患者がコントロールになる場合には，各ケースと同じような疾患／罹患期間／重症度／検査結果の人を対象とするということも考慮しなければならない．

　一般的に，原因から結果までには時間がかかる．ケース・コントロール研究では，結果のデータが先にあり，過去にさかのぼって原因をもっていたかとどうかを調べる．このように，時間的に逆向きに調査を行うため，レトロスペクティブ（後ろ向き）研究といわれている．この場合には，多くの「偏り」，「記憶違い」，「見落とし」などの調査誤差が入り込む余地があり，注意が必要である．このことについては後述する．この注意点をクリアしていない研究は，「evidence」として扱われないことが多い．

・レトロスペクティブ研究：retrospective research
・後ろ向き研究

　統計手法としては，オッズ比や多重ロジスティック回帰分析などが使われる．

・オッズ比
・多重ロジスティック回帰分析

4. コホート研究

　コホートとは集団のことである．この研究方法では，まず一定の地域に住む住民などの集団を研究対象とする．次に研究目標となる因子（病気の原因と考えられるものなど）により，この集団を群分けする．一定期間後に，各群での結果（疾患の発生）の割合を調査する．特定の因子をもっていた群で結果が有意に大きい割合になった場合には，この因子が結果をもたらした可能性が高いと考える．

・コホート研究：cohort study

　調査開始から追跡終了までデータがそろった人のみを対象とすることをクローズド・コホート研究，途中から参加した人と途中で追跡できなくなった人も含めて解析することをオープン・コホート研究という．

　この研究では，因子が先にあり，データを集めていき，最後に結果にたどり着く．このように，時間的に前向きに調査が進められるので，プロスペクティブ（前向き）研究といわれる．しっかりとした研究計画を

・プロスペクティブ研究：prospective research
・前向き研究

立てることが可能であり，正確にデータを集められるのが特徴である．「evidence」としての価値は高い．しかし，調査対象者の協力，大勢の調査員，長期の調査などが必要であり，大規模な調査研究となる．

統計手法としては，相対リスク，多重ロジスティック回帰分析（クローズド・コホート），Cox 比例ハザード回帰分析（オープン・コホート）などが使われる．

- 相対リスク
- 多重ロジスティック回帰分析
- Cox 比例ハザード回帰分析

5. 自己コントロール試験研究

研究の目的としている治療などの前後のデータを比較する方法である．この試験方法では，同一人のデータの変化を利用することにより，完全なマッチングが達成されており，比較的少ない標本数でも正確な判断を行うことができる．試験方法として，最も効率的な形態である．ただし，プラセボ効果に注意する必要がある．

統計手法としては，対応のある t 検定，Wilcoxon の T 検定，オッズ比などが使われる．

- 自己コントロール試験研究：self-control trial study
- プラセボ効果：placebo
- 対応のある t 検定
- Wilcoxon の T 検定
- オッズ比

6. 無作為化試験研究

データに偏りやプラセボ効果が入らないようにするため，対象者を無作為に群分けして試験する研究である．無作為化には次の2つの方法がある．

- 無作為化試験研究：randomized trial study

1) 無作為抽出

大勢の対象者から，数値の下1桁（10分の1抽出）や下2桁（100分の1抽出）を決めて選んだり，乱数表などを利用して偏りのないように試験対象者を選ぶ．たとえば，世論調査などでは電話番号，患者調査などでは患者番号が使われる．

- 無作為抽出：random sampling
- 世論調査

2) 無作為割り当て

対象者が決まっており，群分けするときに使われる．たとえば，患者番号の下1桁が偶数か奇数かで2群に分ける場合は，これに相当する．無作為化を行わない試験でどのような偏りの可能性があるかについては後述する．

統計手法としては，対応のない t 検定，Mann-Whitney の U 検定などが使われる．

- 無作為割り当て：random allocation
- 独立したサンプルの t 検定
- Mann-Whitney の U 検定

7. クロスオーバー試験研究

これは，自己コントロール試験と無作為化試験を組み合わせた方法である．この方法を使うと，2つの新しい治療法（A，B）の効果比較を一度に行うことが可能となる．対象者を無作為に2群（X，Y）に分

- クロスオーバー試験研究：cross-over trial study

け，最初の試験を行う．次に，この治療効果が消失するに十分な期間をあけて，治療法を交換して2回目の試験を行う．これにより，A前後の効果，B前後の効果を各群2回ずつのデータが得られる．

群	第1試験	洗い流し期間	第2試験
X	A	⟶	B
Y	B	⟶	A

統計手法としては，自己コントロール試験で使った手法と無作為化試験で使った両方の方法を使うことができる．また，群分けの偏りがあったかどうかのチェックも可能である．

C 研究計画の不備で起こる諸問題

研究計画が不十分であったり，データの収集が偏っていたりすると，せっかく作成した論文が受け入れられなかったり，誤った結果を招くことになる．気づきにくく，よく起こる問題点について説明をする．データの体系的偏りをバイアスとよぶ．

・バイアス：bias

1. 脱落によるバイアス

ある学校で生徒に，各世帯の子供数を聞いて，日本の1世帯あたりの子供数と比較した場合，学校でのほうが多くなっているのは当然である．これは，調査では子供0人の世帯が脱落しているからである．このような偏りを脱落によるバイアスとよぶ．

断面調査研究やケース・コントロール研究では，ある時点でのケース（病気をもつ人など）からスタートする．このとき，すでに死亡している人は当然ながら脱落している．極端な場合には，この疾患では死亡しないという結論になってしまう．同様に，病院にかかっている患者を調査の対象としているときには，治癒すると来院しなくなるので治癒例が脱落してしまう．このように標本の抽出の際に特定の集団が選ばれていなかったり，途中で欠落してしまったりすることによる偏りを脱落によるバイアスとよぶ．

・脱落によるバイアス：drop out bias

これを避けるためには，ある一定期間に研究対象と診断された人をすべて追跡して，それをケースとしてスタートすることである．

2. 頻度によるバイアス

前述の断面調査で示した退院患者の疾患率と入院患者の疾患率の違いも，各疾患の入院日数の違いによる．入院日数の少ない疾患は，退院患者に占める割合が多くなる．がんと結核を同時に罹患している患者がほ

・頻度によるバイアス：rate bias

とんどいないため，結核になった人はがんになりにくいと言った研究者がいた．しかし，結核患者でがんをもつ患者数が元々少ないことと，合併している人は死亡率が高く入院患者として留まることが少ないためであった．このように，抽出した標本にある特定の事象の頻度が偏在していたりすることによる偏りを頻度によるバイアスとよぶ．

これらを避けるためには，母集団の正しい把握や特徴の確認が必要である．

3. 参加意識差によるバイアス

アンケート調査をすると，積極的な意見が多くなることがある．これは，積極的な人がよく回答する傾向があるからである．したがって，回収率の低いアンケート調査は信頼性に問題がある．これを避けるために，回収率が60％以上になるように努力する必要がある．同じように，健康診査データや健康教室の成果分析では，よい結果に偏りやすい．それは健康意識の高い人だけが参加し，不健康な人が参加しない傾向による．「よい子」だけのデータになっているかもしれない．このようにアンケート調査や意識調査などの際に特定の層のみを標本として抽出してしまうことによる偏りを参加意識差によるバイアスとよぶ．

・参加意識差によるバイアス：volunteer effect

これを避けるには，コントロール集団の正しい設定が必要である．

4. 所属グループによるバイアス

入院患者と外来患者で疾患の比率に差があるのは当然と気づくであろう．厳しい労働環境にある労働者の健康度がよいことがあるらしい．厳しい労働が健康を高めているのであろうか？　これは少しでも健康に問題があれば出勤できず，健診を受けていないだけであった．このように所属するグループによる傾向の違いなどによる偏りを所属グループによるバイアスとよぶ．

・所属グループによるバイアス：membership bias

この影響を除くには，研究内容に即した（影響しない）対象集団の選択が必要である．

5. 割り当てによるバイアス

大学病院の治療成績と一般病院の治療成績を比較すると，大学病院のほうが悪いことが多い．また，同じ病名でかかった医療費を比較すると大学病院のほうが高額なことが多い．大学病院は，治療成績が悪く，高い医療費を請求しているのであろうか？　大学病院には重傷者が集まるためである．

・割り当てによるバイアス：allocation bias

同様に，薬剤の効果をみるとき，過去の患者のカルテから投薬群と非

投薬群に分けたとき，投薬群のほうが治療成績が悪いときがある．

　これらは，患者重症度の違いによることが原因となっている．手術の評価をするときも同様である．このように無作為割り当てをせずに，特定のグループや傾向によって治療法を割り当ててしまうことにより偏りを割り当てによるバイアスとよぶ．

　これを避けるために，マッチングや無作為割り当てが必要となっている．

　他にも「出版バイアス」，「測定バイアス」，「情報バイアス」などもある．

D 統計的判断に必要なデータ数について

　研究計画で，「データ数をいくらにするか」というのは悩めるところである．多くのデータを集めることが望ましいのはわかっているが，多くのデータを集めることは，研究期間，マンパワー，費用などの制約から容易ではない．しかし，本来であれば統計的有意差が得られる研究テーマであっても，集めるデータが少ないと有意差が得られなくなっていまうことがある．

　必要とするデータ数は，研究計画法，統計処理の方法，データのばらつき，必要とする判断基準（有意水準）などによって異なる．このため，単純明快な答えを期待することは難しい．

　おおまかに言うと，自己コントロール試験研究や，クロスオーバー試験研究などのように同一人の前後の比較を行うには，50 件前後のデータが必要であり，ケース・コントロール研究や無作為化試験研究などのように異なる集団間の比較には，各群のデータが 100 件程度は必要である．厳密に研究計画をつくる場合は，プリテストを行い，その分析結果を使った計算が必要である．また，途中で対象者が抜けていく可能性も考慮してスタート時の標本数を多めにしておく必要がある．

　注意しておくが，本来有意差がない研究テーマでは，どんなにデータ数を増やしても無駄である．プリテストで有意差傾向（$p<0.1$）がある場合に，以下の「必要データ数の推計」手法が有効であると考えるべきである．

1. プリテスト

　研究を確実に遂行するには，前述のおおまかなデータ数の 1/5～1/3 を対象としたプリテストを行う必要がある．アンケート調査では，「質問者の意図が相手に伝わるかどうか」，「回答として用意した以外の答えがあるかもしれない」などのチェックのためにもプリテストはぜひとも

・データ数

・プリテスト：pre-test

必要である．

2. 計算による必要データ数の推計

パラメトリック統計手法を使える場合には，プリテストの結果から必要とするデータ数の推定値が計算される．

たとえば，対応のある t 検定の式は，次のとおりである．

$$t = \frac{\bar{d}}{\frac{S_d^*}{\sqrt{n}}} \quad \text{（2章参照）}$$

ここで，$\bar{d}$：対応データの差の平均，S_d^*：対応データの差の不偏標準偏差，n データ数．

これを n について解くと次の式が得られる．

$$n = \left(\frac{t \times S_d^*}{\bar{d}}\right)^2$$

$\bar{d}$ と S_d^* にはプリテストで得られた値を使い，t としては研究者が必要とする有意水準から統計表を使って得られる値を使う．

3. 統計パッケージを使ったシミュレーションによる必要データ数の推計

ノンパラメトリック統計手法の場合には，前述のような計算は困難である．この場合には，プリテストで得られたデータのコピーを増やしていき，有意差が得られるデータ数を推計するとよい．これは，あくまでも推計であるので，実際には安全をみて，その数の十％増しのデータ数を研究対象とすべきである．

4. 標本数の推計支援プログラム

標本数の推計をしてくれる R のパッケージや疾患ごとのサイトがあるので，以下に紹介する．

- R のパッケージ「pwr」を使うこともできる．
  検定手法ごとに関数や引数が異なるので，以下のサイトを参照してほしい．

  https://cran.r-project.org/web/packages/pwr/

- がんの研究
  研究計画法や解析法により多くの計算方法があるので，下記サイトを参照してほしい．

  https://www.swogstat.org/statoolsout.html

E 論文の書き方について

　科学的論文の基本的構成は，目的，対象と方法，結果，考察，謝辞である．目的では，文献などを引用しながら従来の研究がどこまでわかっていて何が未解明なのか，今回の論文での新しいことは何かを述べる．

　対象では，データを得た人の特性（年齢や性別などの個体特性，疾患などの群分けをした場合の区分データ，治療法などの効果比較データ）などについて述べる．

　方法では，目的のところで述べた研究方法の詳細について，データの収集方法や期間，統計的分析方法，個人を対象とした場合は説明と同意の取り方などについて記述する．

　結果には，本研究で得られたデータとその分析結果だけを客観的に記述する．ここで，主観や意見を交えてはいけない．

　考察では，結果に対する解釈を記述する．この記述が情緒的にならないように，文献との比較や研究者のもっている事実の上に立った論述を中心に行う．ここでは，①この研究で初めて明らかになったこと，②先行する研究と一致する点，③先行する研究と異なる点とその理由や原因に対する考察，④今後の課題，などを記述する．共同研究者には，研究の目的と方法についてアイデアを提供していただいた方々，結果について一緒に検討した人々について，本人の了解を得て載せるようにする．

　研究費の補助をいただいた組織や機関，文献収集／データ入力／英訳などに協力いただいた方々には謝辞を述べる．

　投稿する雑誌によっては，著者の利益相反（COI）を示すことが求められる場合がある．投稿規定をよく読んで書いてほしい．

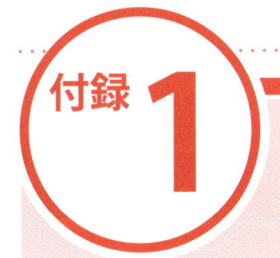

付録 1 統計処理のガイダンス

このガイダンスを使うと，多くの統計手法の中から最も適した手法を選ぶことができます．

〈前準備〉データのチェック

1) 各データの度数をチェックする（順序/名義データの場合）

異常データの存在をチェックすること，各値の件数を目視することが目的です．

table（変数名）

本書での紹介箇所
- 1-B-1-7)

2) 外れ値/極値のチェックと正規分布の検定（スケール・データの場合のみ）

箱ひげ図を見て，異常値のチェックをします．また，正規分布の検定もしてください．

Shapiro-Wilk 検定

- 1-B-1-4)
  1-B-1-7)

(1) 母集団との比較

1) 母平均との比較（スケール・データの場合）

1.1) 正規分布の場合

1.1.1) 母分散が既知の場合

z-test

統計仮説：平均値が母平均と等しい

- 2-A-1-1)

1.1.2) 母分散が未知の場合

t-test（母平均との差の検定）

統計仮説：平均値が母平均と等しい

- 2-A-1-2)

1.2) 正規分布を想定できない場合

Kolmogorov-Smirnov の 1 標本検定

統計仮説：累積相対度数が母集団と等しい

- R のパッケージ dgof に含まれる ks.test を使う

2) 順序の比較（順序データの場合，スケール・データで正規分布を想定できない場合を含む）

Kolmogorov-Smirnov の検定 ← 前述

統計仮説：累積相対度数が母集団と等しい

- R のパッケージ dgof に含まれる ks.test を使う

3) 比率（百分率）の比較（名義データの場合）

 ノンパラメトリック・1標本カイ2乗検定 　　　　　　　　　・2-Ⓐ-2-1）
  統計仮説：各件数が母集団の割合（期待値）に等しい

(2) 差の比較（対応した標本：同一被験者の前後比較など）───■

1) スケール・データで正規分布の場合（前後データが両方とも正規分布，または差が正規分布）

 対応のあるデータの差に対して検定（paired t-test） 　　　・2-Ⓑ-1
  統計仮説：差の平均値はゼロである

2) 順序データの場合（スケール・データで正規分布を想定できない場合も含む）

2.1) 差の大きさが意味をもつとき

 符号付き順位和検定（Wilcoxon の T 検定） 　　　　　　・2-Ⓑ-2
  統計仮説：差の順位和は正と負で同じ

2.2) 差の大きさが意味をもたないとき

 sign test（S-test，符号検定） 　　　　　　　　　　　　　・2-Ⓑ-3
  統計仮説：差が正と負の件数が等しい

3) 2値データの場合

 McNemar のカイ2乗検定 　　　　　　　　　　　　　　　・3-Ⓒ-3
  統計仮説：変化した（0→1，1→0）件数は同じ

(3) 2群間の比較（対応のない標本：異なる被験者間の比較）───■

1) スケール・データで正規分布の場合

1.1) 母分散が既知の場合

 z-test 　　　　　　　　　　　　　　　　　　　　　　・2-Ⓒ-1，2-Ⓒ-2
  統計仮説：平均値の差がゼロ

1.2) 母分散が未知の場合

 対応のない標本の t 検定
  統計仮説：平均値の差がゼロ

1.2.1) 等分散確率が5％以上のとき「等分散を仮定する」 　　・2-Ⓒ-3-1）
 Student の t 検定

1.2.2) 等分散確率が5％未満のとき「等分散を仮定しない」 　・2-Ⓒ-3-2）
 Welch の t 検定

2) 順序データの場合（スケール・データで正規分布を想定できない場合を含む）

 平均ランク決定（Mann-Whitney の U 検定） 　　　　　　・2-Ⓒ-4
  統計仮説：平均ランクは等しい

3) 名義データの場合

 クロス集計表（カイ2乗）検定 　　　　　　　　　　　　・3-Ⓒ-1
  統計仮説：両群の各件数比率は等しい

(4) 関連性の検定

1) スケール・データの場合
相関係数　Pearson の相関係数　　　　　　　　　　　　　・3-B-2
　　統計仮説：相関係数＝0
回帰式　　　　　　　　　　　　　　　　　　　　　　　・3-B-2
　　統計仮説：係数＝0，定数＝0

2) 順序データの場合
Spearman の順序相関　　　　　　　　　　　　　　　　　・3-B-3
　　統計仮説：相関係数＝0

3) 名義データの場合
クロス集計表（カイ 2 乗）検定　　　　　　　　　　　　・3-B-1, 3-C-1
　　統計仮説：関係がない（独立である）
　　　　　　（各群での比率件数は，全体での比率件数に等しい）

4) 正常と異常を分ける基準を求める場合
ROC 曲線　　　　　　　　　　　　　　　　　　　　　　・3-D

(5) 相対リスク/オッズ比/生存率分析

1) 疫学調査分析
コホート研究（相対リスク），ケース・コントロール研究（オッズ比）　・4-B-1
　　　　　　　　　　　　　　　　　　　　　　　　　　・4-B-2

2) 生存率の分析　　　　　　　　　　　　　　　　　・4-A-1
生命表，Kaplan-Meier，loglank 検定

(6) 多変量解析

1) 基準（従属変数）がある場合
1.1) 従属変数がスケール・データの場合
1.1.1) 独立変数がスケール・データまたは 2 値データ
　　重回帰分析
　　　統計仮説：各係数＝0，定数＝0[★1]

★1　誤差は正規分布していることが検定の条件．
・5-B

1.1.2) 独立変数が順序または名義データ[★2]
　　分散分析
　　　統計仮説：群内分散と群間の分散が等しい

★2　後の 3 群以上の同時比較を参照．

　1.1.2.1) 因子が 1 つ
　　　　一元配置分散分析　　　　　　　　　　　　　　・6-B-1
　1.1.2.2) 因子が 2 つ以上
　　　　二元配置分散分析　　　　　　　　　　　　　　・6-B-2

1.2）従属変数が 2 値データの場合[★3]

 1.2.1）横断的研究またはクローズド・コホート研究の場合

  多重ロジスティック回帰分析

   統計仮説：各係数＝0，定数＝0

 1.2.2）オープン・コホート研究の場合

  Cox 比例ハザード回帰分析

   統計仮説：ハザード比＝1.0

1.3）従属変数が 3 値以上の場合[★4]

 判別分析

2）基準がない場合

2.1）従属変数がスケールの場合

 主成分分析（より少ない変数でデータを要約）

 因子分析（より少ない因子で変数を要約）

2.2）従属変数が順序または名義の場合

 クラスター分析

（7）反復回測定の差の同時比較

1）スケール・データで，正規分布の場合

反復測定分析の分散分析

 統計仮説：差の平均はすべてゼロである

2）順序データの場合（スケール・データで正規分布が想定できない場合を含む）

2.1）すべての対の比較

 Friedman の検定

  統計仮説：各群の平均順序が等しい

2.2）対照群との比較

 符号付き順序和検定（Wilcoxon の T 検定：Bonferroni の補正）

  統計仮説：実験群と対照群の差の順序和は正と負で同じ

3）2 値データの場合

3.1）全ての対の比較

 Cochran の Q 検定

  統計仮説：すべての測定時の 1 の回数が同じ

3.2）対照群との比較

 McNemar のカイ 2 乗検定（Bonferroni の補正）

★3 独立変数はスケール・データまたは 2 値データ．
- 5-Ⓒ
- 5-Ⓓ

★4 独立変数はスケール・データまたは 2 値データ．ただし，共分散行列が一致する条件が必要．
- 5-Ⓔ
- 5-Ⓕ
- 5-Ⓖ
- R のパッケージ stats に含まれる関数 hclust を使う．
- 6-Ⓒ-1
- 6-Ⓒ-2
- 6-Ⓒ-3
- 6-Ⓒ-4
- 6-Ⓒ-5

(8) 3群以上の同時比較

1) 正規分布の場合

1.1) 因子が1つで分散が等しい場合
　一元配置分散分析　　　　　　　　　　　　　　　　　　・ 6-Ⓑ-1
　　統計仮説：各群の平均値は等しい

1.2) 因子が2つ以上で分散が等しい場合
　多元配置分散分析　　　　　　　　　　　　　　　　　　・ 6-Ⓑ-2
　　統計仮説：各群の平均値は等しい

2) 順序データの場合（等分散が想定できない場合，分散が等しくない場合を含む）

2.1) すべての対の比較
　Kruskal-Wallis の検定　　　　　　　　　　　　　　　　・ 6-Ⓑ-3
　　統計仮説：各群の平均順序は等しい

2.2) 対照群との比較
　順序和検定（Mann-Whitney の U 検定：Bonferroni の補正）　・ 2-Ⓑ-4

3) 名義データの場合
　クロス集計表（カイ2乗）検定　　　　　　　　　　　　・ 3-Ⓒ-1
　　統計仮説：各群での比率件数は全体での比率件数に等しい

付録2 正規分布の例

　データの分布に規則性があることを理解するために，日本人女性で20歳代の健診受診者5,000人の身長のヒストグラムを示す．棒が実際の人数で，カーブは標本平均と不偏標準偏差から理論的に推計された正規分布である．非常によく重なっている．

　このように健常者（異常者を除いた集団）は，男女別かつ年齢別にした集団では，他の検査項目でも正規分布することがわかっている[1]．

> アルブミン，総蛋白質，総コレステロール，LDLコレステロール，HDLコレステロール，中性脂肪，空腹時血糖，HbA_{1c}，AST[GOT]，ALT[GPT]，γ-GTP，LDH，総ビリルビン，アルカリフォスファターゼ，尿酸，クレアチニン，赤血球数，ヘマトクリット，ヘモグロビン，白血球数，血小板数，収縮期血圧，拡張期血圧，BMI，腹囲

　正常とはホメオスタシス（恒常性）をもっている状態であり，恒常性とは復元力である．数学的にも，復元力のある系では，その測定値が正規分布することが知られている．

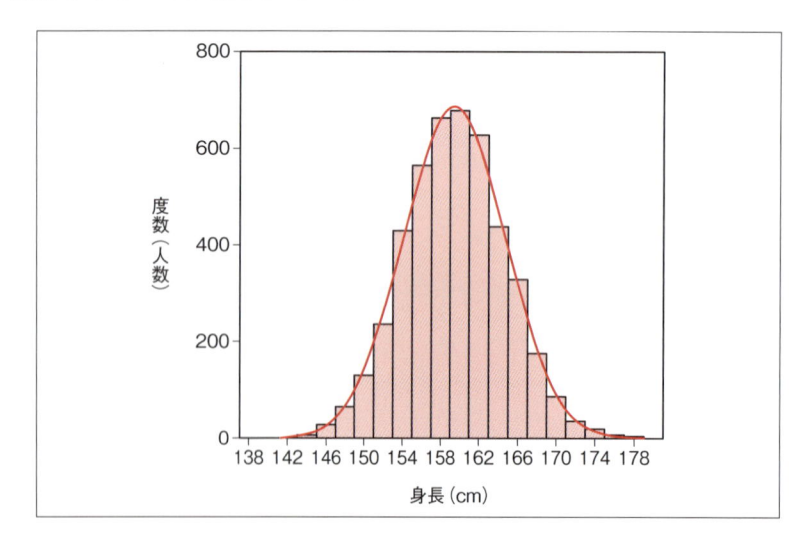

■ 文献
1) 大櫛陽一ほか．年齢別基準値の意義と地域および年次比較．総合健診 2004；31：95-105.

付録3 算数的判断と統計学的判断

(1) コインを4回トスする実験

　10円玉を用意してほしい．10円玉には表と裏がある．どちらが表かはいろいろと議論があるが，ここでは数字で大きく10と書かれたほうを表，宇治の平等院の絵を裏とする．コインをトスしたときに表の出る確率は0.5である．さて，4回トスしてみてほしい．表の確率と裏の確率が同じなので，算数的には表が2回，裏が2回になると考えるであろう．したがって，4回とも表になったら，算数的判断では，このコインは表と裏の出る確率が異なると判断するはずである．

　統計学では，仮説に基づく確率を計算する．この場合の統計仮説は「表と裏の出る確率は等しい」である．これは01分布で，確率（p）が0.5に相当する．表を1，裏を0とする．さて，この仮説のもとで4回トスすると，どのような確率になるであろうか？　これは，2項分布で$p=0.5$, $n=4$に相当する．次の図のようになる．

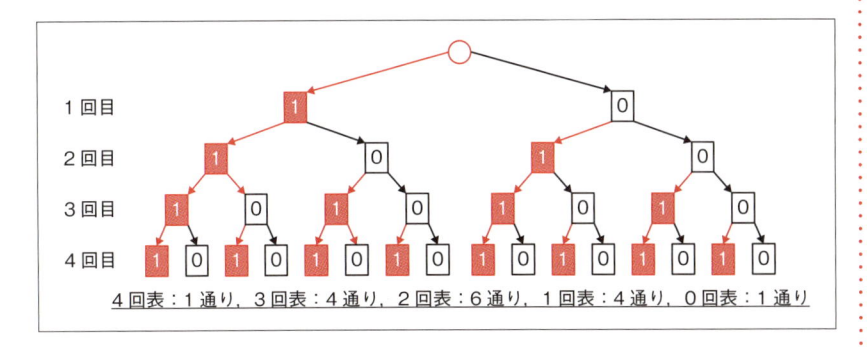

4回表：1通り，3回表：4通り，2回表：6通り，1回表：4通り，0回表：1通り

　全体で16通りの場合があり，4回とも表（1）の場合は1通りである．つまり，4回中4回表になる確率は$1÷16=0.0625$となる．表と裏の確率が同じでも，4回とも表になることがあるのである．ちなみに，2回表になる確率は$6÷16=0.375$しかない．ここでは，理論的に確率を求めたが，100人位で実験して確率を計算してみてほしい．この理論に近い分布になると思われる．

　もし，4回中4回裏のときに「表と裏の確率が異なる」と判断した場

合には，4回中4回裏の場合も同じ判断をすることになる．この確率も0.0625である．2つの確率の合計は0.0625＋0.0625＝0.125となる．このような考え方を両側確率とよぶ．統計学では，0.05以上の確率はまだかなり高いと考えて，4回とも表でも統計仮説「表の出る確率0.5」を捨てることはない．つまり，コインを4回投げて4回とも表，または4回とも裏というのは十分起こりうると判断されるのである．このように統計学的判断は慎重なのである．

さて，この例の場合，結論として算数的判断と統計学的判断はどちらが正しいであろうか？

(2) 箱からボールを20回取り出す実験

箱の中に2種類のボール（たとえば赤と白）が入っている．同じ割合で入っているかどうかを統計学的に判断したいと考えている．どのようにすればよいだろうか？

確率の計算を簡単にするために次のような実験をしよう．箱に手を入れてボールを1つ取り出してほしい．次にボールを戻して，もう一度

赤の数(i)	期待確率	累積確率	逆累積確率	
0	0.0000	0.0000	1.0000	棄却域
1	0.0000	0.0000	1.0000	棄却域
2	0.0002	0.0002	1.0000	棄却域
3	0.0011	0.0013	0.9998	棄却域
4	0.0046	0.0059	0.9987	棄却域
5	0.0148	0.0207	0.9941	棄却域
6	0.0370	0.0577	0.9793	
7	0.0739	0.1316	0.9423	
8	0.1201	0.2517	0.8684	
9	0.1602	0.4119	0.7483	
10	0.1762	0.5881	0.5881	
11	0.1602	0.7483	0.4119	
12	0.1201	0.8684	0.2517	
13	0.0739	0.9423	0.1316	
14	0.0370	0.9793	0.0577	
15	0.0148	0.9941	0.0207	棄却域
16	0.0046	0.9987	0.0059	棄却域
17	0.0011	0.9998	0.0013	棄却域
18	0.0002	1.0000	0.0002	棄却域
19	0.0000	1.0000	0.0000	棄却域
20	0.0000	1.0000	0.0000	棄却域

ボールを取り出す．これを20回繰り返す．統計仮説は「赤と白の確率は同じ」である．コインの例と同じように場合を計算して，赤のボールが出る数について理論的な確率（期待確率）を計算すると表のようになる．期待確率は $_mC_i\, p^i(1-p)^{n-i}$，$n=$ 実験日数（ここでは20），i は赤の数，p は赤の出る確率（ここでは0.5）[★1]．

赤の少ない側の確率（累積確率）と多い側の確率（逆累積確率）を合わせて0.05未満の領域を棄却域とよぶ．この領域では統計仮説を棄却する（有意差あり）これを両側検定とよぶ．

① 箱に赤4つと白4つを入れて実験してみてほしい．
② 箱に赤4つ，白1つを入れて実験してみてほしい．

★1 実習用データの「二項分布から正規分布へ.xlsx」参照（p：0.5，n：20 とする）

(3) サイコロを12回振る実験

今度はサイコロを使ってみる．イカサマのないサイコロでは，1の目の出る確率は $1\div 6 \fallingdotseq 0.166$ である．1の目に注目すると $p \fallingdotseq 0.166$ の01分布である．12回振ったときに1の目の出る回数は $p \fallingdotseq 0.166$，$n=12$ の2項分布になる[★2]．

算数的発想では1の目の出る回数は2回となるが，統計的には下の表のように分布する．今度は「1の回数」で少ないほうでは0.025未満の領域がないので，多いほうだけで0.05未満となる領域を棄却域とする（有意差あり）．これを片側検定とよぶ．

★2 実習用データの「二項分布から正規分布へ.xlsx」参照（p：=1/6，n：12 とする）

1の回数	期待確率	累積確率	逆累積確率	
0	0.1122	0.1122	1.0000	
1	0.2692	0.3813	0.8878	
2	0.2961	0.6774	0.6187	
3	0.1974	0.8748	0.3226	
4	0.0888	0.9636	0.1252	
5	0.0284	0.9921	0.0364	棄却域
6	0.0066	0.9987	0.0079	棄却域
7	0.0011	0.9998	0.0013	棄却域
8	0.0001	1.0000	0.0002	棄却域
9	0.0000	1.0000	0.0000	棄却域
10	0.0000	1.0000	0.0000	棄却域
11	0.0000	1.0000	0.0000	棄却域
12	0.0000	1.0000	0.0000	棄却域

①まず，イカサマのないサイコロで実験してみてほしい．
②次に，イカサマもなかなか難しいが，6の目のほうにおもりを仕込んで実験してみてほしい．
- オモチャ屋さんで，スポンジのサイコロを手に入れると簡単にイカサマのサイコロをつくれる．
- どの程度仕込めば棄却域に達するか実験してみてほしい．少しくらいの仕込みでは棄却されないはずである．統計学的判断がいかに慎重かがわかるであろう．つまり，有意差が出るということは，かなり明確な差であることを体験できるはずである．

付録 4 退院患者と入院患者の疾患統計の違い

　全く同じ病院のデータであるが，集計方法を変えると異なるグラフになっている．「入院患者疾病統計」では，毎月15日朝の時点で入院している患者の疾病を集計しており，「退院患者疾病統計」では，1月ごと

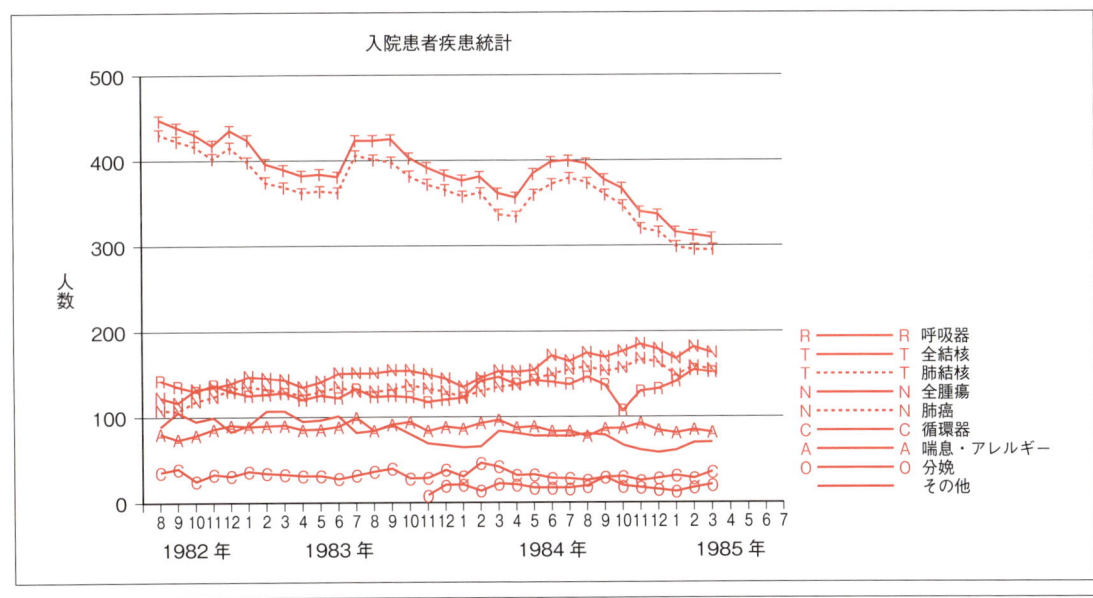

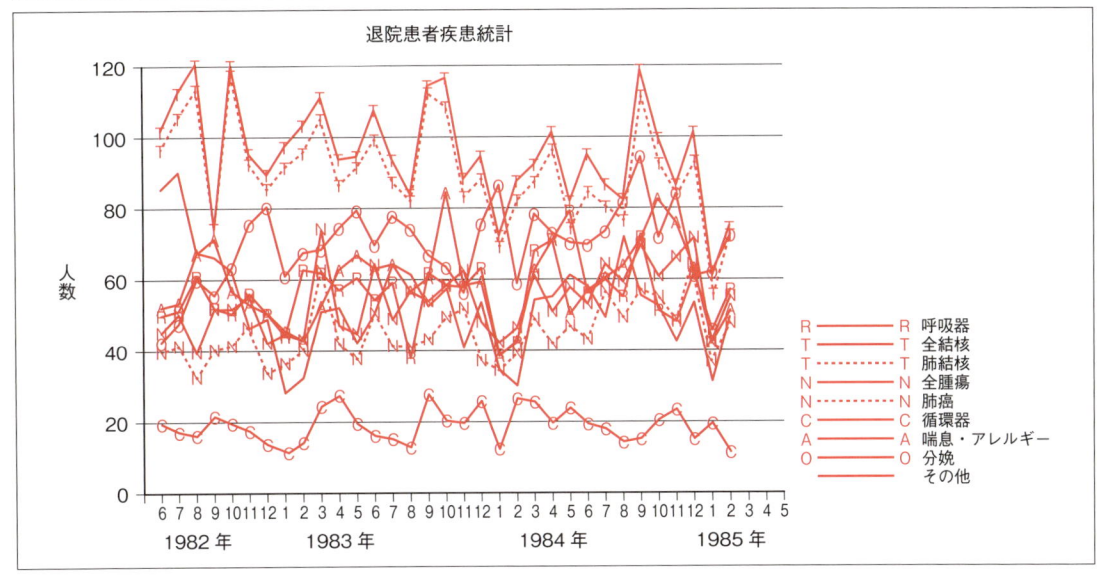

入院患者疾患統計

記号	項目
R	呼吸器
T	全結核
T	肺結核
N	全腫瘍
N	肺癌
C	循環器
A	喘息・アレルギー
O	分娩
	その他

退院患者疾患統計

記号	項目
R	呼吸器
T	全結核
T	肺結核
N	全腫瘍
N	肺癌
C	循環器
A	喘息・アレルギー
O	分娩
	その他

に退院した患者の疾病を集計している．「入院患者疾病統計」での疾病数はベッド数に一致しているが，「退院患者疾病統計」では，入院期間の短い疾病では回転が早いので人数が多く数えられている．

　このため，この病院でのベッド数，専門別医師数や看護師・助産師数，薬剤師や臨床検査技師数などの将来予測を目的とする場合には，「入院患者疾病統計」のほうが役立つ．

　入院患者の疾病統計は，ナイチンゲールにより始められた．病院間の医療状況（入院日数，手術件数，死亡率など）を比較するには，病院ごとの疾病構造の違いが大きな影響を与えるからである．病名としては，退院時が最も正確であると考えられたことから「退院患者疾病統計」が使われてきた．しかし，現在では診断技術が進歩しており，入院中につけられている病名の正確度も向上している．また，病院情報システムの進歩により，いつの時点でも瞬時にし疾病統計を出せるようになっている．

略　解

1章　統計の基礎

問 1.1　データの尺度

病名[★1] ……………………………………………………… 名義尺度
1日に飲むアルコールの量[★2]（g/日）………………… スケール
赤血球数 ……………………………………………………… スケール
健康診断の判定（正常，要指導，要医療）………………… 順序尺度
腫瘍の種類（良性/悪性）……………………………………… 2値データ

★1　ただし，早期がん，進行がん，末期がんなどのように重症度を含むときは，順序尺度の場合がある．
★2　ただし，飲まない，1合まで，1合以上などの表現のときは，順序尺度である．

問 1.2　データセットの作成と基本統計量

基本統計量は，下記のように出力されます．

① Excelでデータを入力し，体重.txtと名前を付けて保存します．
- 最初の行に変数名を入れます．
- 2行目からデータを入力します．
- ファイルの種類で「テキスト（タブ区切り）（*.txt）」を選択して，ファイル名（N）に「体重」と入力して保存します．

② R Console 画面で以下のように入力します．

　> dat <-read.delim（"体重.txt"）

　> attach（dat）

　> dat

③ 基本統計量を表示します．

```
> summary(dat)
      体重
 Min.   :50.20
 1st Qu.:52.75
 Median :54.90
 Mean   :55.60
 3rd Qu.:58.73
 Max.   :61.90
> sd(体重)
[1] 4.086563
> var(体重)
[1] 16.7
```

実習用データにも「問1-2.txt」として提供されています．

161

問 1.3　データの分布型

a. ポアソン分布, b. 正規分布, c. 一様分布, d. 01 分布, e. 2 項分布

問 1.4　基準（正常）範囲の設定

正規分布であれば，平均値±1.96 SD の間にデータの 95％ が含まれます．したがって．(7.4−1.96×0.56)～(7.4+1.96×0.56)，つまり 6.30～8.50 g/dL が正常範囲となります．

問 1.5　データセットの作成と母パラメータの推定

① Excel でデータを入力し，「白血球数 .txt」と名前を付けて保存します．

- 最初の行に変数名．
- 2 行目からデータ．
- テキスト（タブ区切り）形式で保存．

　dat <-read.delim(白血球数 .txt)

　attach(dat)

　dat

②基本統計量を表示します．

```
> summary(dat)
    白血球数
 Min.   :31.0
 1st Qu.:47.5
 Median :53.0
 Mean   :52.2
 3rd Qu.:57.5
 Max.   :67.0
> sd(白血球数)
[1] 10.2285
> var(白血球数)
[1] 104.6222
```

実習用データにも「問 1-5.txt」として提供されています．

問 1.6　標本データのバイアス

中学校で調査を行ったということは，中学校に在籍する子供をもつ世帯を対象として調査を行ったことを意味しています．すなわち，この校区の全世帯のうち，子供をもたない世帯と子供がいたとしても中学生ではない世帯が，対象から除かれていることに気づかなければいけません．したがって，与えられたデータからはこの校区の子供数が少ないとはいえないことになります．

問 1.7　無作為抽出と無作為割り当て

①実験の計画を立てるときに，日付を利用して偏らないように振り分けていることから，無作為割当てを用いていたことがわかります．

②大腸癌の発生に対して，性別，年齢，ライフスタイルのそれぞれが何

らかの影響を及ぼしていると考えられます．そこで，性別と年齢が同じであるにもかかわらず，患者である人と健常者である人を比較すれば，ライフスタイルの影響だけを取り出すことができるようになるでしょう．そのようにしてデータ収集を行う方法をマッチングとよびます．

③調査者の意図を排して，くじ引きのように対象者を選ぶ方法を無作為抽出といいます．

2章 2群の比較

問 2.1 全国平均値との比較（1標本の t 検定）

①データを読み込みます（dat）．
②17歳男子の選択をしたデータ（dat1）を作成します．
③体重について正規性の検定を行います．

```
> dat <- read.delim("障害施設.txt")
> attach(dat)
> dat1 <- subset(dat,(性別=="m")&(年齢==17))
> shapiro.test(dat1$体重)

        Shapiro-Wilk normality test

data:  dat1$体重
W = 0.9904, p-value = 0.8838
```

④正規性が認められましたので，t 検定を適用できます．

```
> t.test(dat1$体重,mu=62.9)

        One Sample t-test

data:  dat1$体重
t = -7.5203, df = 67, p-value = 1.762e-10
alternative hypothesis: true mean is not equal to 62.9
95 percent confidence interval:
 51.43308 56.24339
sample estimates:
mean of x
 53.83824
```

- 有意差があります．p-value $= 1.762 \times 10^{-10}$（$p<0.001$）．
  t 値が負なので，その知的障害児施設に入所している男子の体重は全国より低いことがわかります．

⑤標本の平均値を計算します．

```
> summary(dat1$体重)
   Min. 1st Qu.  Median    Mean 3rd Qu.    Max.
  28.00   47.75   53.00   53.84   60.25   77.00
```

- 平均値が 53.84 kg なので，全国に比較して約 10 kg 体重が低いようです．

問 2.2 全国比率の比較（1 標本のカイ 2 乗検定）

①データを読み込みます．

```
> dat <- read.delim("服薬.txt")
> attach(dat)
```

②カイ 2 乗検定を行います．

```
> chisq.test(dosu,p=c(0.754,0.246))

        Chi-squared test for given probabilities

data:  dosu
X-squared = 2.8319, df = 1, p-value = 0.09241
```

- p-value ＝ 0.09241（$p \geq 0.05$）なので，有意差なしと判断されます．つまり，ある知的障害児施設の抗けいれん薬の服薬率は全国の施設の平均レベルといえます．

問 2.3 肥満対策の評価（対応ある t 検定）

①データを読み込みます．

```
> dat <- read.delim("肥満対策.txt")
> attach(dat)
```

②肥満対策の前後の差のデータについて，正規性の検定を行います．

```
> shapiro.test(対策後 - 対策前)

        Shapiro-Wilk normality test

data:  対策後 - 対策前
W = 0.94381, p-value = 0.2589
```

- 差は正規性あり．

③正規性が認められましたので，t 検定を適用できます．今回は対応のあるデータのため，"paired＝TRUE" を追加します．

```
> t.test(対策後,対策前,paired=TRUE)

        Paired t-test

data:  対策後 and 対策前
t = -3.7026, df = 20, p-value = 0.001409
alternative hypothesis: true difference in means is not equal to 0
95 percent confidence interval:
 -2.8736479 -0.8025425
sample estimates:
mean of the differences
             -1.838095
```

- 有意差あり（$p<0.01$）．t 値が負なので，対策後のほうが体重が軽いようです．

```
> summary(対策後 - 対策前)
   Min. 1st Qu.  Median    Mean 3rd Qu.    Max.
 -6.700  -3.000  -2.000  -1.838  -0.200   1.800
```

- 体重は平均 1.838 kg 軽くなったと判断できます．

問 2.4　身長の男女比較（対応のない t 検定）

①データを読み込みます．

```
> dat <- read.delim("障害施設.txt")
> attach(dat)
```

②性別ごとの身長について F 検定を行います．

```
> var.test(身長~性別)

        F test to compare two variances

data:  身長 by 性別
F = 0.65966, num df = 92, denom df = 189, p-value = 0.02585
alternative hypothesis: true ratio of variances is not equal to 1
95 percent confidence interval:
 0.4680299 0.9503204
sample estimates:
ratio of variances
         0.6596554
```

- p－value＝0.02585（$p<0.05$）なので，分散には男女差がありました．

③Welch の t 検定を行います．t.test のスクリプトに「var.equal＝F」を追加すると Welth の t 検定となります．

```
> t.test(身長~性別,var.equal=F)

        Welch Two Sample t-test

data:  身長 by 性別
t = -8.7613, df = 220.18, p-value = 5.233e-16
alternative hypothesis: true difference in means is not equal to 0
95 percent confidence interval:
 -11.484592  -7.266624
sample estimates:
mean in group f mean in group m
       151.4086         160.7842
```

- p－value＝5.233×10^{-16}（$p<0.001$）なので，身長には性差がありました．

④男性についての基本統計量を示します．

```
> dat1 <- subset(dat,性別=="m")
> summary(dat1$身長)
   Min. 1st Qu.  Median    Mean 3rd Qu.    Max.
  135.0   154.0   161.0   160.8   168.0   185.0
```

⑤女性についての基本統計量を示します．

```
> dat2 <- subset(dat,性別=="f")
> summary(dat2$身長)
   Min. 1st Qu.  Median    Mean 3rd Qu.    Max.
  130.0   147.0   151.0   151.4   157.0   171.0
```

- 男性が女性より約 10 cm 平均身長が高いようです．

問 2.5 研修受講率に対する管理職の影響（Mann-Whitney の U 検定/Wilcoxon のランク和検定）

①データを読み込みます．

```
> dat <- read.delim("sv研修.txt")
> attach(dat)
```

② Mann-Whitney の U 検定を行います．R では Mann-Whitney の U 検定は，Wilcoxon の順位和検定とされているので，wilcox.test の関数を使います．

```
> wilcox.test(個別sv~sv研修)

        Wilcoxon rank sum test with continuity correction

data:  個別sv by sv研修
W = 4587.5, p-value = 1.376e-05
alternative hypothesis: true location shift is not equal to 0
```

- p－value＝$1.376×10^{-05}$（$p<0.05$）なので，有意差がありました．管理職がスーパービジョン研修を受けている施設のほうが職員のスーパービジョン研修を多く行っています．

3章　関係を調べる

問 3.1 身長と体重の関係（散布図，相関係数）

①データを読み込みます．

```
> dat <- read.delim("障害施設.txt")
> attach(dat)
```

②身長と体重の関係について散布図を描きます．

```
> plot(身長,体重)
```

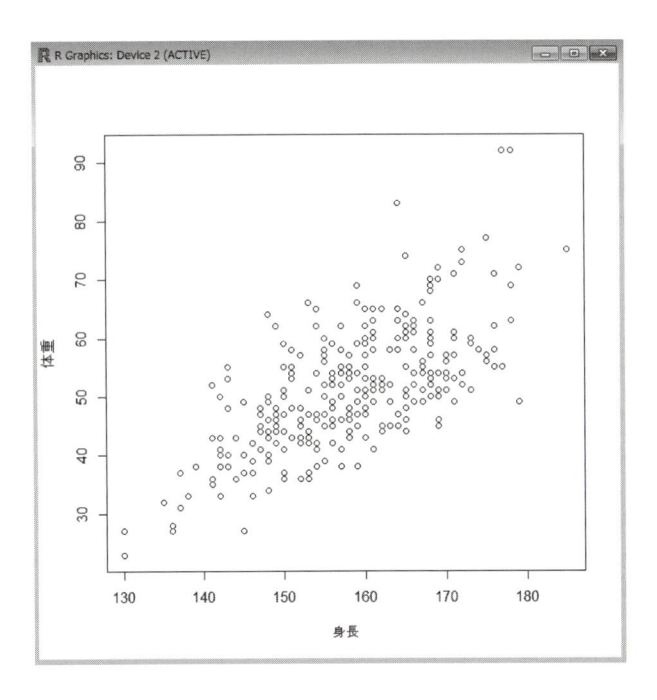

[散布図: 横軸 身長 (130-180), 縦軸 体重 (30-90)]

③ Pearson の相関係数を求めて，検定を行います．

```
> cor.test(身長,体重,method=c("pearson"))

        Pearson's product-moment correlation

data:  身長 and 体重
t = 15.327, df = 281, p-value < 2.2e-16
alternative hypothesis: true correlation is not equal to 0
95 percent confidence interval:
 0.6058605 0.7336634
sample estimates:
      cor
0.6747896
```

- Pearson の相関係数 $=0.6747896$, $p-\text{value}=2.2\times10^{-16}$ ($p<0.001$)
- この相関係数は有意なので有効です．

問 3.2 　理解能力と表現能力の関係（クロス集計表，順位相関係数）

① データを読み込みます．

```
> dat <- read.delim("障害施設.txt")
> attach(dat)
```

② クロス集計表（人数）をつくります．

```
> tbl <- table(理解能力,表現能力)
> tbl
        表現能力
理解能力  1  2  3  4  5  6
       1  1  2  0  0  0  0
       2  4 25  5  4  0  0
       3  3 23 21 31 22  2
       4  1  6  9 10 38 76
```

略解　167

③クロス集計表（各理解能力ごとに，表現能力の％）をつくります．

```
> round((tbl/apply(tbl,1,sum))*100,1)
          表現能力
理解能力    1    2    3    4    5    6
       1 33.3 66.7  0.0  0.0  0.0  0.0
       2 10.5 65.8 13.2 10.5  0.0  0.0
       3  2.9 22.5 20.6 30.4 21.6  2.0
       4  0.7  4.3  6.4  7.1 27.1 54.3
```

④ Spearman の順位相関係数を求めます．

```
> cor.test(理解能力,表現能力,method=c("spearman"))

        Spearman's rank correlation rho

data:  理解能力 and 表現能力
S = 1092700, p-value < 2.2e-16
alternative hypothesis: true rho is not equal to 0
sample estimates:
      rho
0.7107306

警告メッセージ:
cor.test.default(理解能力, 表現能力, method = c("spearman")) で:
   タイのため正確な p 値を計算することができません
```

- 「同順位データがあるため正確な p 値を計算することができません」とされますが問題ありません．
- Spearman 相関係数 ＝0.7107306，p-value＝2.2×10^{-16}（$p<0.001$）

問 3.3　授業の効果（マクネマーのカイ 2 乗検定）

①データを読み込みます．

```
> dat <- read.delim("enshu.txt")
> attach(dat)
```

② McNemar のカイ 2 乗検定を行います．

```
> mcnemar.test(mae,ato,correct=F)

        McNemar's Chi-squared test

data:  mae and ato
McNemar's chi-squared = 11.56, df = 1, p-value = 0.0006739
```

- p－value＝0.0006739（$p<0.05$）なので，有意差があると判断されます．つまり，「社会福祉調査演習」を受講することによって，学生は「調査票の作成」を難しいと感じてくれるようになりました．

問 3.4　体調，腫瘍マーカー，便潜血について大腸がん診断への有効性（ROC 曲線）

①もし，パッケージ「ROCR」のインストールを行っていなければ，パッケージ「ROCR」のインストールを行います．それから「ROCR」を登録します．

```
> library(ROCR)
```

②データを読み込みます.

```
> dat <- read.delim("大腸がん.txt")
> attach(dat)
```

③体調（taityo）を指標として，大腸がんの有無（cancer）を予測する ROC 曲線を計算し，プロットする（左）.

```
> cancer <- dat[,"sindan2"]
> taityou <- dat[,"taityou"]
> cre2 <- dat[,"cea2"]
> pred <- prediction(taityou,cancer)
> perf <- performance(pred,"tpr","fpr")
> plot(perf)
```

④血清腫瘍マーカー（cea2）を検査として，大腸がんの有無（concer）を予測する ROC 曲線を計算し，プロットする（右）.

```
> pred <- prediction(cea2,cancer)
> perf <- performance(pred,"tpr","fpr")
> plot(perf)
```

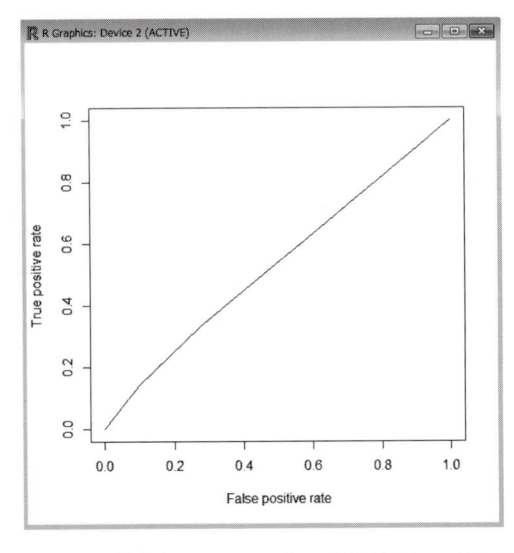

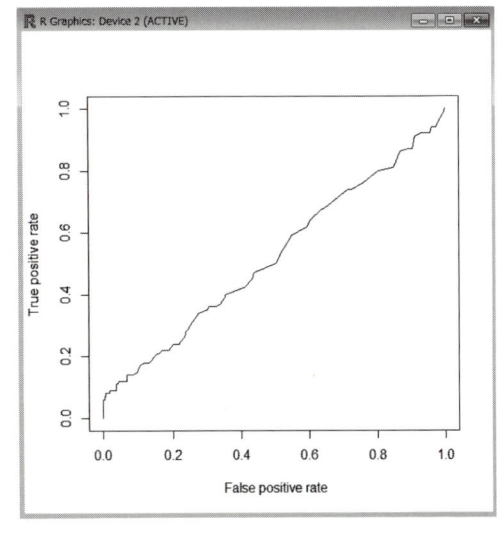

⑤体調も血清腫瘍マーカーも，大腸がんの有無予測能力はなさそうです.

4章 生存率と危険度

問 4.1 心臓移植と生存率（生存率曲線と検定）

① もしパッケージ「survival」をインストールしていなければ，パッケージ survival のインストールを行います．それから「survival」を登録します．

```
> library(survival)
```

② データを読み込みます．

```
> dat <- read.delim("心臓移植生存.txt")
> attach(dat)
```

③ 移植の有無による生存率曲線をプロットします．

```
> kp <- survfit(Surv(生存日数,最終状態==1)~移植有無,data=dat)
> plot(kp,lty=2,conf.int=FALSE,main="生存率",xlab="days",ylab="cumulative rate")
```

④ 生存率曲線の基本統計量を示します．

```
> kp
Call: survfit(formula = Surv(生存日数, 最終状態 == 1) ~ 移植有無, data = dat)

            n events median 0.95LCL 0.95UCL
移植有無=0  65     55     29      17      39
移植有無=1 184    119    623     291    1024
```

⑤ 生存率曲線の loglank 検定を行います．

```
> survdiff(Surv(生存日数,最終状態==1)~移植有無,data=dat,rho=0)
Call:
survdiff(formula = Surv(生存日数, 最終状態 == 1) ~ 移植有無,
    data = dat, rho = 0)

            N Observed Expected (O-E)^2/E (O-E)^2/V
移植有無=0  65       55     17.7      78.7      95.8
移植有無=1 184      119    156.3       8.9      95.8

 Chisq= 95.8  on 1 degrees of freedom, p= 0
```

- 移植「無」群の中央値は 29 日，「有」群の中央値は 623 日です．
- 死亡数は移植無し群が 55 人，移植有り群が 119 人でしたが，「両群の死亡率が等しい」という統計仮説のもとでの死亡数は，それぞれ 17.7 人と 156.3 人です．この死亡数の差は有意です（$p<0.001$）．しかし，移植の有無は無作為割り当てではなく，状態の悪い患者を「移植無」，良い患者を「移植有」と意図的に割り付けられた疑いがかけられています．

問 4.2 喫煙と肺疾患のコホート研究（相対リスク）

① R では手順が複雑なので，「相対リスク.xlsx」を使って計算します．

統計仮説：喫煙と肺疾患には関係がない

	A	B	C	D	E	F	G	H	式
1	暴露群	発症者	Xd	100		相対リスク	RR	2.000	=($D$1/$D$2)/($D$3/$D$4)
2		非発症者	X	1000			v	0.167	=(1/$D$1-1/$D$2+1/$D$3-1/$D$4)^0.5
3	非暴露群	発症者	Yd	50		下限	RR_low	1.441	=I1*EXP(-1.96*I2)
4		非発症者	Y	1000		上限	RR_high	2.776	=I1*EXP(1.96*I2)
5				↑				↑	
6				人数入力				計算結果	

- 相対リスク（RR）＝2.0，95％信頼区間：1.441〜2.776

本書で取りあげたRスクリプト一覧

Rスクリプト	説明	初出頁
abline( )	散布図に直線を引く	p.60
attach( )	変数の明示化	p.3
binom.test(,)	二項検定（S検定：sign testでも使う）	p.47
boxplot( )	箱ひげ図	p.15
chisq.test(,)	カイ2乗検定	p.40
col	図などの線の色指定	p.60
colMeans( )	各列の平均値を計算	p.137
cor.test(, ,method=c("pearson"))	相関係数を求めて検定する：カッコ内のmethodでpearsonを指定	p.60
cor.test(, ,method=c("spearman"))	相関係数を求めて検定する：カッコ内のmethodでspearmanを指定	p.63
dat <-read.delim( )	データの読み込み ※ここではデータセット名をdatとする（以下同）	p.2
dat	データの確認 ※データセット名を入力するだけ	p.2
factanal(, ,rotation="varimax")	因子分析：バリマックス回転	p.112
fisher.test( )	Fisherの直接確率とオッズ比を求める	p.66
friedman.test( )	Friedman検定を行う	p.134
glm(,family=binomial)	一般化線形モデルを利用して多重ロジスティック回帰を行う	p.95
head( )	データの最初の6行のみ確認	p.2
hist(,)	棒グラフ	p.15
kruskal.test( )	Kruskal-Walis検定を行う	p.127
library( )	パッケージを登録する	p.75
lm(,)	線型回帰式を求める	p.91
matrix( )	行列をつくる	p.134
mean( )	平均値を求める	p.105
mcnemar.test( )	McNemarのカイ2乗検定を行う	p.71
oneway.test( )	一元配置分散分析を行う	p.121
par(new=TRUE)	グラフィックスパラメータ：new=TRUEと指定すると，次に描く図は前の図に上書きして描かれる	p.105
plot( )	散布図を描く	p.60
rank( )	データセットの1変数のランクをとる	p.54
round(, 小数点位置)	小数点位置で4捨5入	p.62
sd( )	標準偏差の計算	p.10
shapiro.test( )	Shapiro-Wilkの正規性検定	p.13
subset(,)	データセットからサブデータをつくる	p.38
summary( )	基本統計量の計算	p.10
table( )	度数分布またはクロス集計表をつくる	p.27
text(,)	座標（x, y）のラベルやグラフ中の文字を指定する	p.113
t.test(,)	t検定	p.38
t.test(, ,paired=TRUE)	対応のあるt検定	p.42
t.test(,var.equal=T)	独立2標本のt検定 Studentのt検定	p.52
t.test(,var.equal=F)	独立2標本の Welchのt検定	p.166
trunc( )	整数への切り捨て（負の場合は0に近い整数となる）	p.67
var( )	分散の計算	p.10
var.test( )	F検定	p.51
wilcox.test( )	Mann-WhitneyのU検定（Wilcoxonの順位和検定）	p.53
wilcox.test(, ,paired=TRUE)	符号付き順位和検定（WilcoxonのT検定）	p.135

Rのパッケージ		
car	Rのパッケージ：Levene 検定	p.120
leveneTest( )	Levene 検定を行う	p.121
CVST	Rのパッケージ：Cochran の Q 検定	p.136
cochranq.test( )	CochranQ 検定を行う	p.136
biotools	Rのパッケージ：生物学統計	p.106
boxM( )	等共分散の確認	p.107
MASS	Rのパッケージ：現代応用統計	p.104
lda( )	線形判別分析を行う	p.104
psych	Rのパッケージ：心理学統計	p.108
principal( )	主成分分析を行う	p.109
VSS.scree( )	スクリープロットの表示	p.110
ROCR	Rのパッケージ：ROC 曲線を描く	p.74
prediction(,)	パッケージ「ROCR」の関数．値と属するグループを指定	p.75
performance(, ,)	パッケージ「ROCR」の関数．プロットするための項目を指定	p.75
survival	Rのパッケージ：生存率解析を行う	p.81
survfit( )	パッケージ「survival」の関数．生存時間分布の推定を行う	p.81
survdiff( )	パッケージ「survival」の関数．生存率曲線おいて群ごとに logrank 検定を行う	p.83
coxph( )	パッケージ「survival」の関数．コックス比例ハザードモデルのパラメータを推定する	p.101
RのSource code		
ANOVA 君	Rの外部 Source code：二元配置および反復測定の分散分析	p.124
anovakun( )	分散分析を行う	p.124

索　引

■ 和　文 ■

い
井関龍太さん　123, 129
一元配置分散分析　117, 119
因子軸の回転　111
因子負荷量　110
因子分析　109, 111
陰性予測率　70

う
ウイルコクソンのランク和検定　53
後ろ向き研究　85, 142

え
エビデンス　140

お
オッズ　85
オッズ比　83, 85-87
オペレーションズ・リサーチ　73

か
カイ2乗　64
　　連続修正──　64
カイ2乗検定　39, 67, 69
　　1標本──　39
　　McNemarの──　71, 137
カイ2乗分布　64, 68
各因子のウエイト　107
学習効果　128
仮説検定　32
間隔尺度　17
感度　70, 73

き
偽陰性率　70
危険度　83
基本統計量　18, 56
　　──の計算　21
逆累積確率　157
球面性検定　131
偽陽性率　70
共分散　56

く
クロスオーバー試験研究　143
クロス集計表　57, 62, 66

け
ケース・コントロール研究　85, 141
ケース・シリーズ研究　141
研究計画法　139

検定用統計量　34

こ
コイントス　155
コホート研究　142
コホート調査　83
コルモゴロフの大数の法則　24
コントロール群　29

さ
最小2乗法　90
最頻値　18
最尤度　110
参加意識差によるバイアス　145
算数的判断　155
散布図　58, 59

し
事後オッズ　70
事後確率　70
自己コントロール試験研究　143
事前オッズ　70
事前確率　70
疾患統計　159
実験誤差　117
重回帰分析　89, 91
重回帰モデル　89
修正ずみ平方和　56
重相関係数　90
自由度　37
主成分分析　106, 107
　　──パッケージ　108
順位尺度　17
順位相関係数　61
順位和　43
順序尺度　17, 57
順序データ　94
所属グループによるバイアス　145
真陰性率　70
診断精度関係用語　70
真陽性率　70
信頼区間　84

す
水準間不偏分散　119
スケール　17
スピアマン　61
すべての対の比較　115

せ
正確度　70
正規性の検定　25
正規分布　23
　　──の例　154

生存率　79
生存率曲線　79, 80, 101
生存率分析パッケージ　99
積和　56
世論調査　143
線形回帰分析　141
線形結合　129
線形判別関数　103
　　──パッケージ　103
線形判別式　103
潜在効果　128

そ
相対リスク　83, 84
層別化　31

た
第1種の誤り　115
退院患者疾病統計　159
対応のある2群　70
　　──の比較　40
対応のある t 検定　41, 42
対応のある標本の比較　128
対応のない2群の比率　63
対照群　29, 114
　　──との比較　114
対比　129
代表値　18
　　──の計算　19
対立仮説　118
多群　114
多次元正規分布　103
多重比較　114
多重ロジスティック回帰　95
多重ロジスティック回帰分析　92
多重ロジスティック関数　93
脱落によるバイアス　144
多変量解析　88
多変量データ　88
ダミー変数　94
断面調査研究　141

ち
中央値　18, 94

て
データ数　146
データの収集　29
データの種類　17

と
等共分散検定パッケージ　106
統計学的判断　155
統計仮説　32

統計的判断に必要なデータ数　146
同時推測　114
同時比較　35
等分散仮説検定　131
等分散性の検定　49
ドゥ・モアブル＝ラプラスの大数の法則　24
特異度　70, 73
独立した標本の比較　48
ドーズレスポンス　35

に

二元配置分散分析　121, 122, 124
二重盲検法　31
入院患者疾病統計　159

は

バイアス　144
箱ひげ図　27, 57
ハザード　98
パッケージのインストール方法　77
ばらつきの計算　21
バリマックス法　111
範囲　19
反復測定の Friedman 検定　133
反復測定の分散分析　128, 129
判別関数　103
判別分析　102

ひ

ピアソン　58
ヒストグラム　27
標準誤差　19
標準偏差　19, 20
標本　26, 36
標本比率　39
標本平均　36
比率尺度　17
頻度によるバイアス　144

ふ

符号検定　45, 46
符号付き順位和検定　43, 44
不偏共分散　57
不偏推定量　26
不偏標準偏差　37
不偏分散　49, 57
プラセボ効果　143
プリテスト　146
不連続量　17
プロスペクティブ研究　142
分散　19, 20, 56
分散比　119
分散分析　129
　　一元配置——　117, 119
　　二元配置——　121, 122, 124
　　反復測定の——　128, 129

分布型　22
分類型手法　88

へ

平均生存日数　79
平均値　19, 20
平均ランク検定　52
並数　18
平方和　56
ベーズの定理　70
ベースライン・ハザード関数　98
偏差値の使い方　24
片側検定　33, 157
変動係数　19

ほ

母 SD　36, 49
母集団　26, 36
母標準偏差　36, 49
母比率　39
　　——との比較　68
母平均　36

ま

前向き研究　83, 142
マクネマー　71
マッチング　30, 142
マハラノビスの距離　102

む

無記名アンケート　31
無作為化試験研究　143
無作為抽出　30, 117, 143
無作為割り当て　30, 143

め

名義尺度　18, 57
名義尺度データの統計表　63
名義データ　94
名目尺度　18

も

持ち越し効果　128

ゆ

有効度　70
有症率　70
尤度比　70

よ

陽性予測率　70
要約統計　141
予測型手法　88

り

両側検定　33, 157

る

累積確率　157

れ

レトロスペクティブ研究　142
レーベン検定　120
連続修正カイ 2 乗　64
連続量　17

ろ

ログランク検定　82
ロジスティック曲線　93
論文の書き方　148

わ

割り当てによるバイアス　145

■ **数字・欧文** ■

数字・ギリシャ文字

1 標本 t 検定　38
1 標本カイ 2 乗検定　39
2×2 表　65
2 群の比較　36
2 値データ　18
2 変量の統計　56
4 分位範囲　19
χ^2 検定　39

A

accuracy　70
all pairwise comparisons　115
allocation bias　145
analysis of variance　117
ANOVA　117
ANOVA 君　124, 129

B

bias　144
binary data　18
biotools　106
Bonferroni の補正　116, 126, 137

C

case-control study　141
case-series study　141
CI　84
Cochran's Q test　135
Cochran の Q 検定　135
coefficient of variation　19
cohort　83
cohort study　142
comparisons with a control　114
confidence interval　84
continuity correction　64
control data　29

Cox proportional hazard regression analysis　98
Cox 比例ハザード回帰　99
Cox 比例ハザード解析　98
cross-over trial study　143
cross-sectional study　141
CV　19
CVST　137

D

de Moivre-Laplace　24
discriminant analysis　102
double blind method　31
drop out bias　144
Dunnett 型多重比較　114

E

EBM　140
efficiency　70
evidence based medicine　140
experimental error　117

F

F 検定　49
F 分布　90
factor analysis　109
false negative　70,73
false positive　70,73
Fisher の直接確率　66,67
　　──計算法　64
Friedman's two-way analysis of variance by ranks　132
Friedman 検定　132,134
　　反復測定の──　133

I

interquartile range　19
interval scale　17

K

Kaplan-Meier 法　79
Kolmogorov　24
Kruskal-Wallis one-way analysis of variance　126
Kruskal-Wallis 検定　126,127

L

likelyhood ratio　70
logistic curve　93
logrank 検定　80

M

Mahalanobis distance　102
Mann-Whitney の U 検定　52,53, 126,127

MASS　103
matching　30,142
McNemar のカイ 2 乗検定　71,137
mean　19
median　18
membership bias　145
Mendoza 法　131
mode　18
multiple comparisons　114
multiple logistic function　93
multiple logistic regression　95
multiple logistic regression analysis　92
multiple regression analysis　89
multivariate analysis　88

N

negative predictive value　70
nominal scale　18

O

odds ratio　83,86
one-way ANOVA　117
OR　73,86
ordinal scale　17

P

paired t-test　41
Pearson の相関係数　58,59
placebo　143
positive predictive value　70
post hoc 検定　128
post-odds　70
posterior probability　70
pre-odds　70
pre-test　146
prevalence　70
principal component analysis　106
prior probability　70
prospective research　83,142
psych　108
pwr　147

R

R Foundation for Statistical Computing　1
R のインストール　1
random allocation　30,143
random sampling　30,143
randomized trial study　143
range　19
rate bias　144
rational scale　17
receiver operating characteristic　72

relative risk　83
retrospective research　85,142
risk　83
ROC 曲線　72,74
ROCR　75
RR　83

S

S 検定　45,46
SD　19
SE　19
self-control trial study　143
sensitivity　70
Shapiro-Wilk 検定　25,38
sign test　45,46
simultaneous statistical inference　114
Spearman の相関係数　61,62
specificity　70
standard deviation　19
standard error　19
Student の t 検定　50,51
survival　99
survival rate　79

T

t 検定　37,51
　　対応のある──　41,42
　　1 標本──　38
　　Student の──　50,51
　　Welch の──　50
true negative　70
true positive　70
Tukey 型多重比較　115
two-way ANOVA　121

V

V　19
variance　19
varimax　111
volunteer effect　145

W

Welch の t 検定　50
Wilcoxon の T 検定　43,44,134
Willcoxon rank sum test　53
Willcoxon のランク和検定　52

Y

Yates の連続性補正　64,65

Z

Z 検定　37,49

中山書店の出版物に関する情報は，小社サポートページを御覧ください．
http://www.nakayamashoten.co.jp/bookss/define/support/support.html

大櫛　陽一（おおぐし　よういち）

大櫛医学情報研究所所長・東海大学名誉教授

S22.01.03生．

昭和46（1971）年大阪大学大学院工学研究科修了，大阪府に就職．府立成人病センター，羽曳野病院，母子センター，府立病院を歴任．昭和63年（1988）東海大学医学部教授．平成24年（2012）から東海大学名誉教授，大櫛医学情報研究所所長．医療統計学，医療情報学，脳卒中，高血圧，糖尿病，メタボリックシンドローム，脂質異常症，性差医療などに関する著書多数あり．

フリーソフトRを使った
らくらく医療統計解析入門

2016年3月7日　初版第1刷発行
〔検印省略〕

著　者　大櫛陽一
発行者　平田　直
発行所　株式会社　中山書店
　　　　〒112-0006 東京都文京区小日向4-2-6
　　　　TEL 03-3813-1100（代表）
　　　　振替 00130-5-196565
　　　　http://www.nakayamashoten.co.jp/

装丁　臼井弘志（公和図書デザイン室）
印刷・製本　株式会社 真興社

Published by Nakayama Shoten Co.,Ltd. Printed in Japan
ISBN 978-4-521-74364-6　　　　　　　　　　　　　©Yoichi OGUSHI 2016

落丁・乱丁の場合はお取り替え致します．

・本書の複製権・上映権・譲渡権・公衆送信権（送信可能化権を含む）は株式会社中山書店が保有します．

・JCOPY〈（社）出版者著作権管理機構 委託出版物〉
本書の無断複写は著作権法上での例外を除き禁じられています．複写される場合は，そのつど事前に，（社）出版者著作権管理機構（電話 03-3513-6969，FAX 03-3513-6979，e-mail:info@jcopy.or.jp）の許諾を得てください．

本書をスキャン・デジタルデータ化するなどの複製を無許諾で行う行為は，著作権法上での限られた例外（「私的使用のための複製」など）を除き著作権法違反となります．なお，大学・病院・企業などにおいて，内部的に業務上使用する目的で上記の行為を行うことは，私的使用には該当せず違法です．また私的使用のためであっても，代行業者等の第三者に依頼して使用する本人以外の者が上記の行為を行うことは違法です．

医学論文, 学会発表, どんな統計も, もう恐くない！

生存時間解析がこれでわかる！
臨床統計まるごと図解

臨床家と統計家が2人で書いた

著●**佐藤弘樹**（防衛医科大学校公衆衛生学専攻）
　市川　度（防衛医科大学校病院腫瘍化学療法部）

A5判／並製／192頁
定価（本体2,800円＋税）
ISBN978-4-521-73715-7

学会発表を聞いたり論文を読んだりする際に, 若手臨床医が最もつまずくのがなんといっても医学統計, 特に生存時間解析です. 本書では, 難しいといわれる生存時間解析の基本を, 一から図解で解説します. なるほどあのグラフの意味するところはこうだったのか！Kaplan-Meier法, log-rank検定, Cox回帰モデルの意味が手順をおって理解できる, 目からウロコの一冊.

統計のなかでも必須の生存時間解析に絞って解説

ユニークで分かりやすい図が豊富

CONTENTS

第1章 基礎編　臨床研究とはなにか？

はじめに　人を対象とした医学研究（臨床研究）とは？
1. 臨床試験のデザイン
case study　ある抗がん剤の臨床試験の論文から
Chapter 1　臨床試験の目的
Chapter 2　試験の対象
Chapter 3　エンドポイント
Chapter 4　バイアス
Chapter 5　交絡
Chapter 6　ランダム化
Chapter 7　盲検化とプラセボ
2. 臨床試験の結果をどう解釈するか？
case study　A＋B療法 v.s. A療法の臨床試験の結果
Chapter 8　（仮説）検定とは？
Chapter 9　治療効果に影響を与える因子を考慮するには？

第2章 応用編　生存時間解析とはなにか？

はじめに　生存時間データの解析
1. 生存時間データ
case study　生存期間を評価するランダム化比較試験の例
Chapter 1　生存期間はいつからいつまで？
2. 生存時間データをどう解析するか？
case study　A＋B療法 v.s. A療法のランダム化第Ⅲ相試験の結果
Chapter 2　生存期間の図示（Kaplan-Meier法）
Chapter 3　log-rank検定
Chapter 4　Cox回帰
Chapter 5　生存時間解析　まとめ

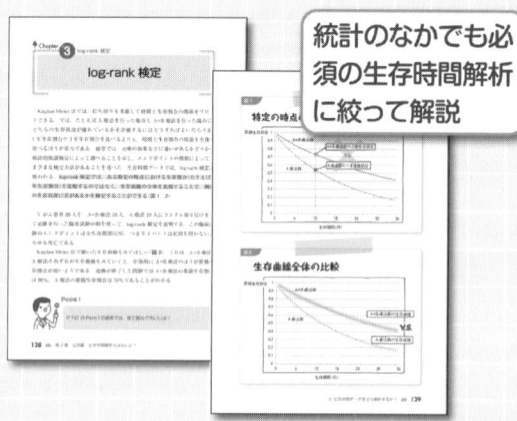

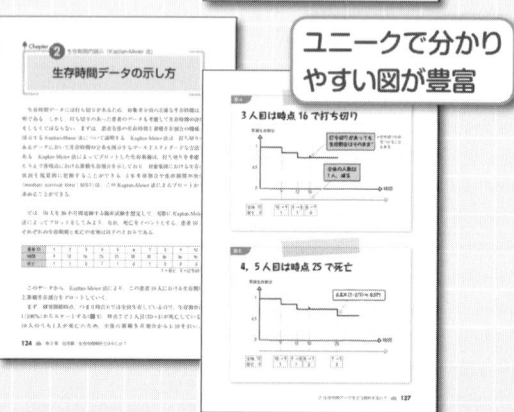

中山書店　〒112-0006 東京都文京区小日向4-2-6　TEL 03-3813-1100　FAX 03-3816-1015
http://www.nakayamashoten.co.jp/

あなたの知識はマイナスだらけ！？
統計がとても身近になる！

p値依存症のアナタに捧ぐ

マイナスから始める 医学・生物統計

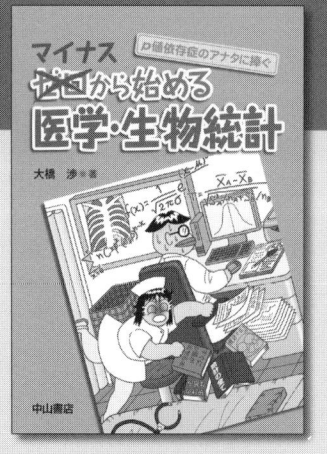

A5判／並製／160頁
定価（本体3,200円＋税）
ISBN978-4-521-73479-8

"統計"と聞いただけで身構えてしまう人たちのために医学・生物統計の意味とおもしろさを，日常的な例とたとえで分かりやすく解説．読み終わったときにはあなたの統計学が記念すべき一歩をしるす！

著●大橋　渉

独自の視点で医学生物統計の基本的考え方を解説

CONTENTS

第1章　統計学あれこれ
1. 確率・統計の存在感
2. 統計学は難しい？

第2章　データをどう扱う？
1. データ四方山話
2. データの種類と処理方法

第3章　統計的推定・検定とは？
1. p値と検定
2. 依存症と戦う？

第4章　分布と検定
1. それでも理論は無視できない！
2. 分布と検定

第5章　医学研究のデザインとは？
1. 医学・生物統計学とは
2. バイアスだらけ？
3. 研究デザインの重要性

ユーモアあふれる文体で，楽しく読める

中山書店　〒112-0006　東京都文京区小日向4-2-6　TEL 03-3813-1100　FAX 03-3816-1015
http://www.nakayamashoten.co.jp/

だからあなたの論文は採用されない？？？
論文のブラッシュアップの手法をネタバレ覚悟で紹介！

査読者が教える 採用される医学論文の書き方

著◉森本 剛
（兵庫医科大学内科学総合診療科）

論文をチェックする立場にある著者が、初心者が陥るダメなポイントを指摘し、アクセプトされるための重要ポイントを解説する。ダメ原稿を添削し、ブラッシュアップの手法を紹介。

CONTENTS

第I部 採用される論文の書き方

1章 論文執筆の前提
1.1 前提
1.2 論文の構造
1.3 さあ書き始めよう
2章 論文の構成と書き方
2.1 論文の構成要素と執筆順序
2.2 Table（表）とFigure（図）
2.3 Methods（方法）
2.4 Results（結果）
2.5 統計指標
2.6 Abstract（抄録）
2.7 Introduction（緒言）
2.8 Discussion（考察）
2.9 Reference（引用）
2.10 Acknowledgement（謝辞）
2.11 Conflict of Interest（利益相反）
2.12 Title（表題）
3章 文章構成
3.1 基本的な文章構成
3.2 センテンスとパラグラフ
3.3 日本人研究者の論文の特徴
3.4 英語の掟
3.5 英語のtips
4章 投稿と査読
4.1 Authorship（著者の資格）
4.2 投稿先（ターゲットジャーナル）の決定
4.3 投稿の仕方
4.4 "Not acceptable for publication in its present form..."はチャンス！
4.5 "Statistical Reviewer"はビッグチャンス！
4.6 Rejection（却下）となったら
4.7 Rejectionだが姉妹誌に推薦されたら
4.8 査読者が困る論文
4.9 書き方に関する論文のRejection（却下）理由

第II部 論文 Before & After

1編 不必要な言葉はいらない／同じ意味の言葉は続けない／用語は統一する
2編 方法はMethodsへ／結果はResultsへ／解釈はDiscussionへ
3編 受動態より能動態を使う／％は分子分母も併記する
4編 表現は明確に／結論は結果から導き出される主たるメッセージ
5編 「何を言いたいのか」が不明な記述をしない／具体的な数字を入れる

菊判／並製／200頁
定価（本体2,800円＋税）
ISBN978-4-521-73701-0

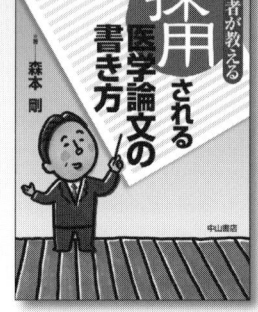

中山書店　〒112-0006 東京都文京区小日向4-2-6　TEL 03-3813-1100　FAX 03-3816-1015
http://www.nakayamashoten.co.jp/